日中の眠気……能力を半減させている!

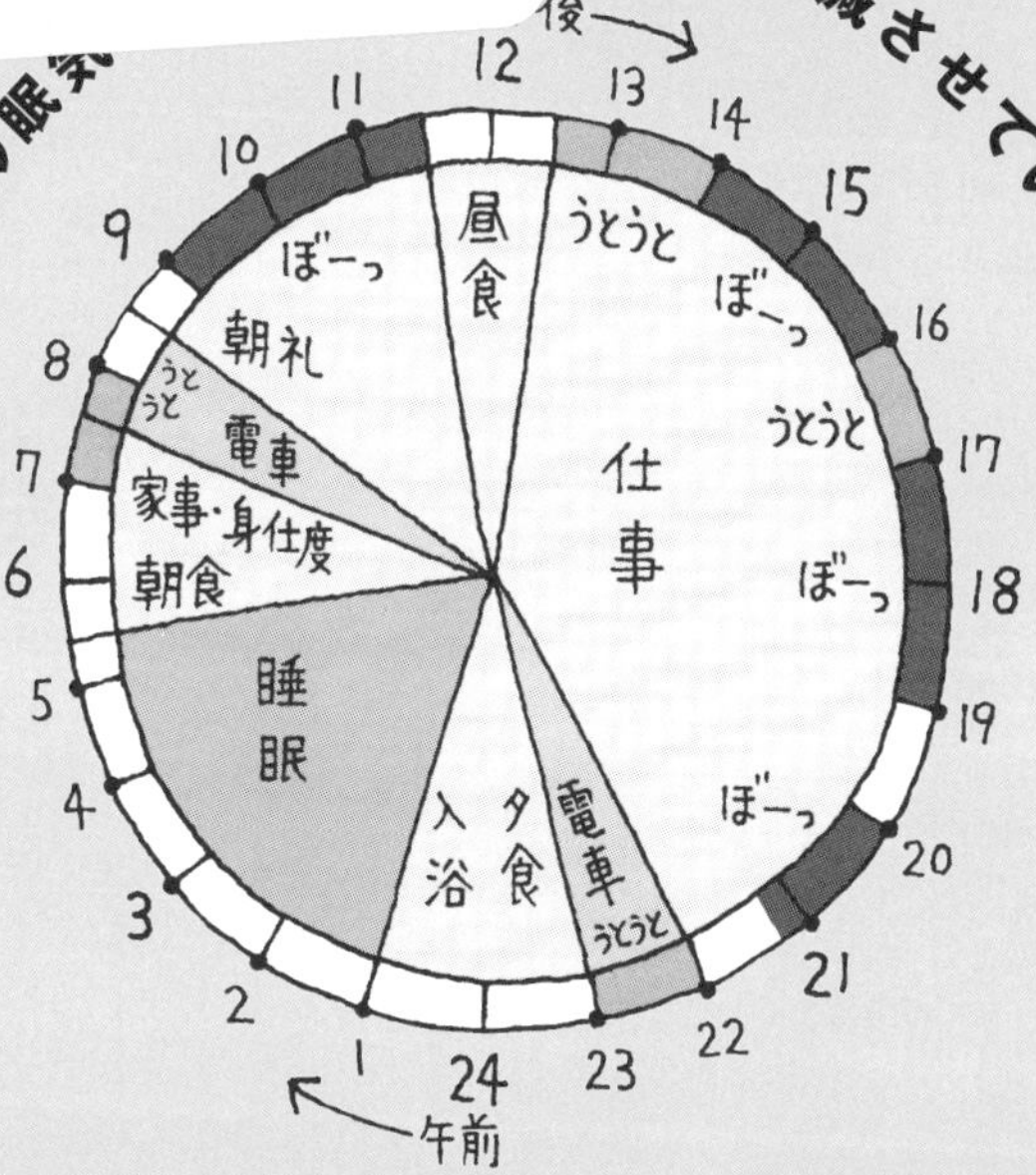

1時間多く眠る!
睡眠負債解消法

Okajima Isa
岡島 義
東京家政大学准教授

さくら舎

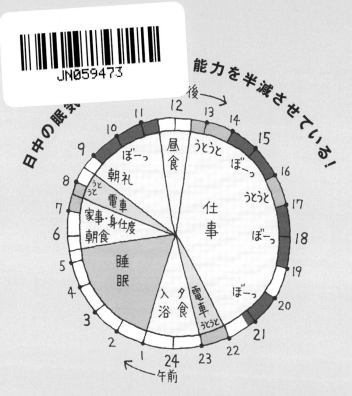

はじめに――居眠り姫のつぶやき

仕事のミスが増えてきて

私の名前は種井《たねい》りな。28歳、独身でひとり暮らし。

小・中学校は近くの公立校に通い、高校も実家に近くて安全パイなところを受験した。大学は東京都内にある中堅レベルの大学。

新卒で、一部上場企業にシステムエンジニアとして就職した。

就職してから6年、仕事には特に不満はない。収入もそれなりにいいし、社内の人間関係もそんなに悪くない。

同僚のほとんどは、我《われ》関せずといった態度で、プライバシーに踏みこんでくることもない。ビジネスライクな関係は思ったよりも楽だなと思う。

唯一、仲のいい同僚は、同期入社の松原智之《まつばらともゆき》。あだ名はまっつん。といっても、あだ名で呼ぶのは社内でも数人くらいだ。

私と違ってユーモアもあるし、仕事もできて機転が利《き》く。だから、上司はもちろん、後輩からも信頼されていて、人望が厚い。

同期入社は6人いたが、私とまっつん以外は、みんな転職してしまった。私よりも有能なメンバーだったから、他社に引き抜かれた人もいるし、がんばりすぎて身体《からだ》を壊して退職してしまった人もいる。

やりがいはあるけど、心と身体への負担が大きいこの職業。私はいつまでできるだろうか。

2年前から大手企業のセキュリティシステムの設計・開発チームに配属された。

ここでは、仕事の依頼があると、その都度チームが結成される。おのずと複数のチームに所属するため、並行して業務をこなしていかなくてはならない。

全体を指揮するのは、村木敏隆《むらきとしたか》部長。性格は善良で悪い人間ではないと思うが、頭ごなしに指示を出してきたり、叱責《しっせき》したりするので、部長と話をすると、ついイライラして強い口調で言い返してしまい、そんな自分に落ちこむことが多い。

こちらから頭を下げにいくこともしばしば。でも、後になって、「あのときの部長の言ったことは、こういうことだったのか」と納得できることが多く、部長はさまざまな経験を積んできたんだと思う。

今年に入って、はじめてチームリーダーを任された。仕事は、正直かなり忙しい。ただパソコンに向かって、指示どおりに働いていればよかった新人時代とは違い、顧客の希望をうかがいながらの設計・開発は、結構しんどい。

無理難題を言ってくる顧客は多いし、納期に間に合わないとわかれば、上司と顧客からのダブルパンチ。ストレスもたまる。

いつも時間に追われ、残業はほぼ毎日。繁忙期にはこの状態がもっとひどくなる。終電を逃してタクシーで帰ることもあるし、夜中に顧客の会社から呼び出されることもある。システムの不具合だ。

自分は温和な性格だと思うけど、最近は何かあるとすぐにイライラするし、報告書やメールの入力・変換ミスも多くなっている。

この前なんか、「村木部長」と書いたはずが、「濡れ木部長」となっていて、部長から「俺はどこも濡れていないぞ」と笑われた。

笑ってすまされたのは不幸中の幸い。これが顧客宛てだったらと思うと血の気が引いた。

休みの日は、身体を動かすのもしんどくて、午後まで寝て過ごすことが多くなった。なんのために働いているんだろう。

最近はそう思わない日は一日もない。

私がうつ？

6月のある日、村木部長に突然、肩をたたかれた。

「なんでしょう？」

「なんでしょうじゃないだろ。なに寝ているんだ。納期まで後3日だぞ」

「あのー」

「なんだ」

はじめに――居眠り姫のつぶやき

「寝てませんけど」

「なに？　寝ていただろ！」

「いいえ。寝ていません」

「松原、おまえも見ていたよな？」

「ええ。寝ているように見えました」

「ほらみろ。しっかりしろ！」


最初は、上司が嫌がらせをしてきているのだと思っていた。でも、こんな状況が毎日続くと、自分でも自信がなくなってきた。そんなある日、とうとう部長から呼び出された。


「なんでしょうか」

「最近の君の勤務態度についてなんだが」

ついに来たか。減俸か、それともクビか。

「はい」

「君は寝ていないと言うが、まわりから見ると寝ているようにしか見えないんだよ。

一度、病院に行って診《み》てもらったほうがいいんじゃないか？」

「……はい」

よかった。まだ、厳重注意レベルですんだ。

「不服か？　でも現に、仕事に支障が出てきているだろ。ミスも多くなっているし、まわりもだいぶサポートしているんだぞ」

たしかに、チームのみんなには、申しわけない気持ちはある。

最近は、ミスも増えてきたし、作業も思うように進まない。尻ぬぐいしてもらってばかりだ。

「わかりました。病院に行ってみます。でも何科に行けばいいでしょう」

「わからないが……ミスが増えたり、集中力が落ちたりしているから、うつかもしれないぞ。心療内科に行ってみたらどうだ？」

私がうつになった？　信じられない。

でも、たしかに部長の言うとおり、ネットで調べてみると、うつ病の症状に当てはまる。

し。

決して納得したわけではない。でも同僚にも迷惑をかけていることには間違いない

そこで、半日休をとって、仕事を早退し、近所の心療内科を受診することにした。

◎目次

ステップ2　睡眠専門クリニックに行く

ステップ3　睡眠時間のつくり方

ステップ4　睡眠負債解消へ

1時間多く眠る！　睡眠負債解消法

——日中の眠気は身体のＳＯＳ、能力を半減させている！

ステップ1　睡眠不足症候群!?

耳を疑う診断

「……さん、診察室2番にお入りください」

「種井さん、種井りなさん、診察室2番にお入りください」

ハッとして目を覚まし、コートと荷物を抱えて急いで診察室に入った。

「種井さん？　どうぞお座りください」

きっと1日に何十人も診《み》てきたのだろう。無愛想な年配医師に言われるままに椅子に座った。

「今日はどうしました？」

パソコンを見ながら医師が尋《たず》ねてきた。

「あのう、日中の眠気がひどくて上司や同僚に、『寝てるぞ』って指摘されるんです。ただ、私はまわりの声がずっと聞こえているので、寝ていないと思うんですが」

カタカタカタ。パソコンを打つ音が診察室に響く。

「いつから？」

「えっと、昼間に眠気を感じるのは……」

「そうじゃなくて、他人に寝ていると指摘されるようになったのはいつ？」

話を遮《さえぎ》って矢継ぎ早に聞いてくる医師に若干《じゃっかん》の怒りを覚える。

「6ヵ月くらい前からです。それ以前も眠気は強かったのですが、起きているつもりなのに、寝ていると言われはじめたのは6ヵ月くらい前だったと思います」

「あっそう」

あっそう？　聞いといて、あっそうってなんだ！　そんな気持ちを察することなく、パソコン画面を見ながら、医師は質問してくる。

「んで、夜はどのくらい寝てるの？」

「6時間……かな」

「休日は？」

あっ、平日と休日を分けて聞いているのか。

「休日は昼すぎまで寝ていることが多いです」

「あっそう」

どついたろか！

その後も、どんな仕事をしているのか、いびきをかいていると指摘されたことがあるか、寝つきはどうか、などを一通り質問された。

きっとうつ病の可能性があるのだろうと思いながら、できるだけ正確に答えたつもりだ。すると、はじめて医師がこちらを向いた。そして、

「種井さんね、**あなた寝不足だよ**」

「はい？」

私は耳を疑った。

「だから、寝不足。平日もちゃんと寝ないとダメだよ」

その言い方とこれまでの態度に、私はキレてしまった。

「寝ろと言われても、仕事があるんでむずかしいんですよ！」

思いもよらず強い口調になった。その態度が気に入らなかったのか、医師はそれよりも強い口調で話しはじめた。

「寝不足の人は、みんなそうやって、仕事のせいにするけど、そんなこと言っていたら、いつまでたっても治《なお》らないよ。生活習慣を変えないと」

「ですから、今の仕事では納期もあるし、早く帰るのはむずかしいんですよ。家から職場まで1時間はかかるし。寝不足な分、休日に寝ているじゃないですか！　別の問題があるんじゃないんですか？」

「じゃあ、転職するとか、引っ越しすればいいんじゃない」

はあ？　そんな簡単に転職や引っ越しができるわけねぇだろ！

「あと、休日の寝だめはよくないし、それで回復できてないから日中に強い眠気が出ているの。わかった？」

怒りのボルテージが頂点に達したので、この後のやりとりを詳しく思い出すことができないが、

「二度と来るか、このヤブ医者！」

捨て台詞《ぜりふ》を吐いたことだけは覚えている。

のんちゃんのセカンドオピニオン

　ただでさえ、忙しいこの時期、上司命令で有休をとってまでやってきた病院で、ただの寝不足だと言われた私は、怒りが収まらず帰りの電車の中で、のんちゃんにLINEでメッセージを送っていた。

　のんちゃんは高校時代からの親友で、本名は佐々木紀子《ささきのりこ》。なんでも話せる仲だ。

〈眠気がひどくて困ってたから、病院に行ってきたの。そしたらさ、ただの寝不足だって！　時間の無駄。あのヤブ医者、マジでむかつく！〉

　すると、すぐに返信が。

〈それはたいへんだったね。ヤブ医者（笑）〉

　グチを聞いてくれそうだ。そこで病院でのやりとりを若干、話を盛りながら伝えた。

　何人もいる友人の中でも、のんちゃんにメッセージを送ったのにはもう一つ理由がある。じつは、のんちゃんは大学卒業後に大学院に進学し、そこで睡眠が健康に与える影響について研究していた。

病院に行くことをすすめてくれたのも、のんちゃんだ。私はセカンドオピニオンのつもりで、のんちゃんに連絡したのだ。

一通りやりとりしたら少し怒りも収まってきたので、のんちゃんから見てどう思うか聞いて見た。すると、

〈そのお医者さんの言い方は気に入らないけど、言っていることは的を射てる気がする〉

のんちゃんに言われるとムカムカしない。

〈寝不足って言うけど、専門的には**睡眠不足症候群**ってやつかも。**睡眠負債がたまった結果、日中に耐えきれない眠気が出たり、集中力・記憶力が落ちたりするの。放っておくと、心とか身体の病気にもつながることがあるんだよ**〉

なんだか急に怖くなってきた。

〈睡眠不足症候群って言うんだ。あと、その睡眠夫妻ってなに？〉

〈夫婦の話じゃないよ（笑）。借金、負債。睡眠負債って言うの。この前、一般の人向けのセミナーで話すために勉強したから、後で詳しくメールするね〉

なんてやさしいんだろう。一般向けなら、私でもわかるかもしれないと思い、お願

いすると、最後にのんちゃんから、

〈もう少し睡眠専門の病院に行ったほうがいいかもね。知り合いの先生が働いている専門クリニックが都内にあるから、行ってみなよ〉とアドバイス。

なんだ。うつ病じゃなかったのか。だったらはじめからのんちゃんにちゃんと相談しておけばよかった。そして、「眠りサポート・クリニック」という病院を教えてもらった。

「睡眠負債」って？

のんちゃんからのEメール。

りな

今日は災難だったね。慢性的な睡眠不足は、自覚しにくくて、徐々に心と身体をむしばんでいくから、りなのことが心配です。仕事、忙しそうだけど、早めに眠りサポート・クリニックに行ってみることをおすすめします。

さっき話した専門用語について、簡単にまとめてみました。あと、図とかも添付したので、よかったら見てね。ではでは。

本当に心配している紀子より

＊＊＊

（1）睡眠負債（Sleep Debt）

その人にとって必要な睡眠時間が確保されていない状態のことで慢性化した睡眠不足（sleep loss）のこと。

ただ、言葉から連想するイメージとは違って、睡眠不足は「寝不足」や「徹夜」を連想しやすくて、「それでもがんばった」みたいなポジティブな印象。睡眠負債というと、「借金」っぽくて「なんだかいけないものを抱えているので返さなきゃ」というネガティブな印象だよね。適度な睡眠負債は寝つきを早めるというメリットもある。

要は、返せる程度の借金ならいいんだけど、返せないほどの負債を抱えるのが問題になるってことね。

（2）睡眠負債によって生じる影響

睡眠負債を抱えることで、強い眠気はもちろんのこと、認知、行動、感情、注意・記憶、身体などにさまざまな影響が出てくる（図1）。

認知面では、**嫌な考えが浮かびやすくなったり、くよくよと後悔しやすくなる。**

行動面では、**攻撃的になったり、衝動的で落ちつきがなくなる。うっかりミスもしやすくなる。**

感情面では**憂うつや不安感、イライラ感が増して、やる気も低下する。**

注意・記憶面では、**集中力、記憶力が低下する。**

身体面では、**眠気や痛みが強くなったり、疲労感がとれなくなるし、脳の老廃物の一つ、アミロイドβが排出されにくくなる。**

これらの問題には、運動や食事との関連が指摘されているけど、じつは、運動や食事は睡眠と深いつながりがあるから、根幹は睡眠だね。

こういった問題が、対人関係を悪化させたり、学力や仕事のパフォーマンス、生産性を低下させる。それだけじゃなくて、うつ病、高血圧、疼痛《とうつう》、糖尿病のような病気

図1　睡眠によって影響を受ける認知（▨）、行動（□）、感情（▧）、注意・記憶（▨）、身体（■）

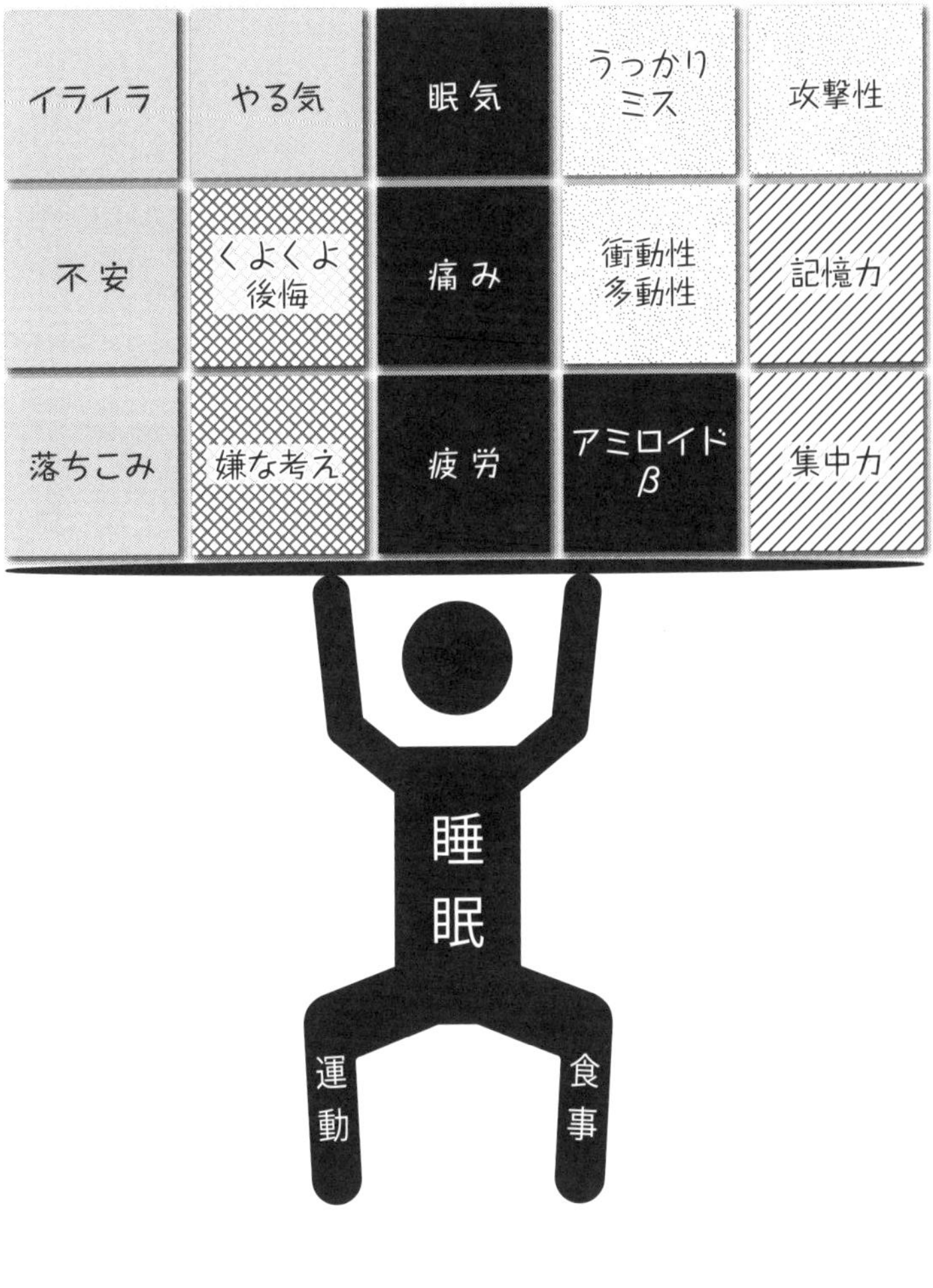

にも関係してくるんだって。

（3）睡眠不足症候群

睡眠負債がたまりにたまった状態で、睡眠障害の国際分類（International Classification of Sleep Disorders）に載っているれっきとした睡眠障害。

睡眠負債の蓄積による耐えがたい眠気が特徴で、ちゃんと睡眠時間を確保できさえすれば長く眠れる（注1）。

ある研究（注2）では、**4時間睡眠を続けると9日ほどで、徹夜と同じくらいのパフォーマンスしか発揮できなくなる**ことがわかってるの。なんと、**6時間睡眠でも2週間ほどで徹夜と同じレベルになる**んだって。

でも、眠気に関しては、徹夜した人よりも、感じにくくなるみたい。つまり、自覚症状が乏《とぼ》しくなっている状態って言えるよね（図2）。

図2　睡眠負債とパフォーマンス、眠気の関係

徹夜の場合は、パフォーマンスの低下と眠気の強さは同じ動きをしている。つまり徹夜をすると強い眠気を自覚するということ。一方、4時間、6時間睡眠では、2日くらいは眠気を感じるが、それ以降は感じにくくなる。

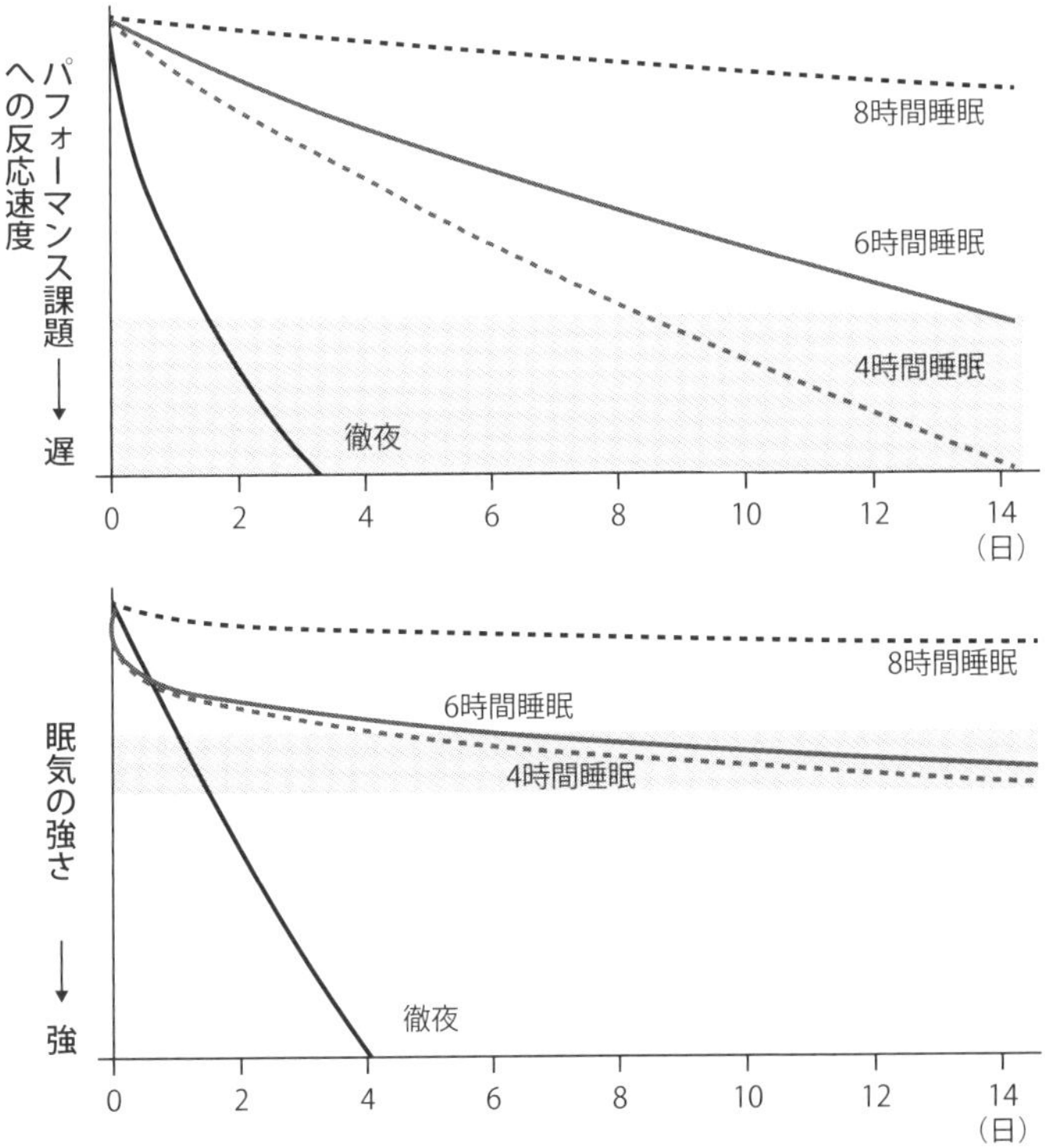

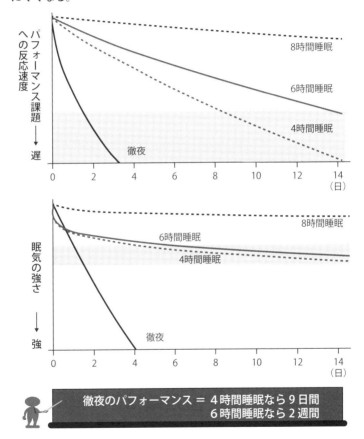

徹夜のパフォーマンス ＝ 4時間睡眠なら9日間
6時間睡眠なら2週間

＊＊＊

パフォーマンスは落ちているのに、眠気の自覚がない。自分はまさにこれなのかもしれないと思った。

注1：American Academy of Sleep Medicine (2014). *International classification of sleep disorders, third ed.* American Academy of Sleep Medicine

注2：Van Dongen HP et al.: The cumulative cost of additional wakefulness: dose-response effects on neurobehavioral functions and sleep physiology from chronic sleep restriction and total sleep deprivation. *Sleep.* 2003; 26: 117-126

ステップ2　睡眠専門クリニックに行く

会社で朝から寝ていた？

ジリリリリリ。５時半。仕事に間に合うためには、これがギリギリの時間だ。いつものようにテレビをつけて、朝食を食べる。朝はあまり食べる気がしないから、バナナとヨーグルト、それにコーヒー。

昔よりも化粧に時間をかけるようになった。化粧ののりもイマイチだし、髪型もあまり決まらない。そのせいか、２年間、彼氏もいない。それもこれもすべて睡眠負債のせいなのか。

そんなことを考えながら、身支度を整えて家を出る。

朝日がまぶしい。紫外線からお肌を守るために日傘をさし、最寄り駅まで５分の道のりを急ぐ。

朝の中央線は異常なほど混んでいる。以前、某テレビ局のロケ番組で、海外のお寿司屋さんで働く外国人が、シャリをギュウギュウと力を込めて握っていたけど、まさにそのシャリ状態だなと想像する。

ギュウギュウ詰め状態の中でも、立ったままでうとうと、、、とできてしまう自分の能力は大したもんだと思う。

自分の席に座り、デスクのパソコンを立ちあげた後、給湯室でドリップバッグのコーヒーを入れていると、同僚のまっつんが入ってきた。

「よう。おはよう。調子どう？」

まっつんのお決まりのセリフだ。

「おはよ。まあまあかな。まっつんは？　眠そうだね」

「わかる？　じつは昨日、トラブルがあってさ。徹夜で作業してたんだよ。だから眠くてさぁ」

「ふーん、たいへんだったね」

「まあね。今日は早く帰れるといいけど」

と言って出ていった。まっつんは、いつも寝不足自慢をする。へたに質問すると、どれだけたいへんなことをやりきったかについてのありがたいお話が始まるので、適当に受け答えて流すことにしている。

今日は午後から、「眠りサポート・クリニック」に受診する日だ。先日、のんちゃんからメールをもらった後、すぐにクリニックに電話した。とても混んでいるらしく、1ヵ月後になると言われてしまった。

世の中には、睡眠に悩んでいる人がたくさんいると思ったら、少し気持ちが楽になった気がした。

コーヒーを飲みながら、パソコンに向かって作業をしていると、

「種井！」

と肩を叩かれた。

びっくりして振り返ると、村木部長が眉間《みけん》にしわを寄せていた。

「なんでしょうか？」

「今、寝てたぞ。朝から寝るやつがあるか」

「えっ？　私、寝ていませんけど」

「いっつもそれだな。目をつぶって頭を垂《た》れていたじゃないか。手の動きも止まっていたし。病院には行ったのか？」

頭ごなしの言い方にムカついたが、ここで言い合っても仕方ない。

「行きましたよ。でも十分な話が聞けなかったので、今日、半休とって睡眠専門の病院に行く予定です」

私がきっぱりと言い放ったので、勢いに押されたらしい。

「ああ、そうか。しっかり治せよ」

とだけ言い残して、席に戻っていった。その様子を斜《なな》め向かいに座っているまっつんが、にやにやしながら見ている。

「なに？」

イライラを隠すことなく尋ねると、

「俺からも寝ているように見えたぞ」

日中の強い眠気は身体のＳＯＳ

午後2時。代々木駅で降り、かつて大手予備校があったビルの脇道を下っていったところに眠りサポート・クリニックはあった。

中に入ると、待合スペースでは、多くの人が呼ばれるのを待っていた。つらそうに横になっている人もいれば、睡眠の問題を抱えているとは思えないくらい、シャキッと座っている人もいる。

睡眠の悩みってけっこう奥が深いんだなぁと感心した。


「種井さん、３番にお入りください」


診察室に入ると、人のよさそうな先生が出迎えてくれた。先日行った心療内科で話したことをもう一度話す。

その間、先生はパソコンに向かってカタカタ打ちつづけている。これじゃあ、前のところと一緒か。そんな落胆の気持ちを抱えながらいると、先生が突然こちらに向いて質問してきたので、ドキッとした。

「仕事は何しているの？」

「システムエンジニアです」

「おお！　かっこいいねぇ。じゃあ忙しいでしょ？」

「はい」

「システムエンジニアっていうと、プログラミングとか？」

やけに仕事のことを聞いてくる先生だ。

「まあ、それもありますけど、システム開発をメインにやってます」

「システム開発!?　すごいなぁ。自分のつくったものが世に出たときってやっぱり興奮する？」

「まあ、そうですね。でもうれしさよりもそのあとのメンテナンスのほうが結構たいへんで。取引先から問い合わせがあるとその都度、出向いてチェックして。その後もただ異常なく動いてほしいという気持ちのほうが強いです」

「そっかぁ。子育てに似てるんだぁ。子どもが生まれるとさ、とにかく元気であればいいいって思うんだよ。でも親の心、子知らずでね。すぐ道路に飛び出すの（笑）。心配は尽きないんだなぁ。あっ、ごめんね。私の話をしちゃって」

なんだかおもしろい先生だなぁ。システム開発を子育てと一緒にして。でもそれを聴《き》きながら、最近は、仕事を楽しくやっていた昔の気持ちを忘れていたことに気づいた。私はこの仕事が好きだったんだ。

「月の残業時間はどのくらい？」

「だいたい80時間くらいですかね」

「わーお。そんなに忙しいと、仕事がある日はいつも帰りが遅くてたいへんじゃない？」

「そうなんです。たいていは夜11時ごろです」

「じゃあ、そのあと夕飯、お風呂となんやかんやあって、寝るのは何時？」

「1時くらいでしょうか」

「うわぁたいへんだ。がんばるねぇ。朝は何時に起きるの？」

「5時半がギリです」

「それは早い！　そうすると、布団に入ってバタンキューで寝て、朝は目覚ましで起きる生活だ」

「はい、そのとおりです」

「身体《からだ》壊しちゃいそう。平日がそんなにたいへんだと休日は長く眠れるでしょう？」

「ええ。昼過ぎまで寝ちゃいます」

「そらそうだ。身体が悲鳴を上げているもの」

「悲鳴……ですか」

「うん。日中ぼーっとする時間が長かったり、まわりから寝ていると言われたりするんだったよね。自分で気づいている、気づいていないに関係なく、日中に強い眠気をもよおすのは、身体のＳＯＳ。このまま進みつづけると危険だよって教えてくれているんだよ。受診してくれてよかった。今日から変わるチャンスができたね」

睡眠習慣の日記をつける

そうだったのか。私が思っていた以上に、身体は疲弊していたんだ。でもこのまま進みつづけたら、どんな危険があるんだろう？

「先生、聞いてもいいですか」

「はいはい、なんでも聞いて」

「もしこのまま走りつづけていたら、どんな危険があるんですか？　っていうか、私は病気なんですか？」

「病気という表現が正しいかどうかは別として、現状としては【睡眠不足症候群】だね。要は、種井さんは、身体が元気に動くための睡眠時間が不足している状態。スマホで言うと、**フル充電せずにいつもバッテリー残量が40％くらいで使っている感じ。**20％になると低電力モードに切り替わるでしょ？　同じように、仕事中は常に低電力モードになっているんだよ」

なるほど。わかりやすい。

「でも、それがどうして危険なんですか？　スマホは別に壊れたりしないし」

「まさにそのとおり。スマホと似て非なるところは、**睡眠不足の蓄積は免疫力を低下させたり、脳の老廃物の掃除がうまくできない**ところにある。風邪、ひきやすくはない？」

「えっ？　そう言われると最近、よく風邪をひくようになりました」

「睡眠不足がたまっている人は、そうでない人よりも風邪をひきやすいっていう研究データがあるんだよ。他にも高血圧、糖尿病、うつ病など、たくさんの病気につながることがわかってる」

「じゃあ、ようするにもっと寝なさいってことですよね」

「ははは、ざっくり言うとね。でも仕事もあるから、夢のような睡眠時間をとるのはむずかしいでしょ？」

「本当にそうです。どうしたらいいですか？」

「そこだよね。今日は、睡眠習慣をアバウトに教えてもらったけど、実際に毎日の生活と睡眠の記録をつけてきてもらうと、改善の対策がより考えやすくなるから、この『睡眠ダイアリー』をつけてきてくれるかな。種井さんの場合は、日中の眠気が強そうだから、自分が眠気を感じていたとき、もしくは職場の人から指摘されたときを【眠気】として、その時間帯に印をつけてみてね」

他の睡眠障害の可能性を否定するために、ＰＳＧ検査というのもすすめられたけど、時間がないと断った。

まずは、「睡眠ダイアリー」なるものをつけてみることにし、１ヵ月後に受診することになった。

それにしても思っていたよりフランクな先生でよかった。診察室を出て扉の名前を確認すると、「平堂優《ひらどうまさる》」と書いてあった。

識的に取り組んだことがあれば、書きこんでください。

睡感 0（まったくない）～3（まあまあ）～5（とても熟睡）
中の支障 0（まったくない）～3（まあまあ）～5（とてもあった）

☀ 朝の光

7	8	9	10	11	12	服用量	熟睡感	臥床時間	睡眠時間	寝つけなかった時間 臥床直後	夜間	日中の支障
朝		☀			昼	3.5 錠	1 点	8 時間	4.5 時間	90 分	60 分	3 点

7	8	9	10	11	12	服用量	熟睡感	臥床時間	睡眠時間	寝つけなかった時間 臥床直後	夜間	日中の支障
1週間の平均値						錠	点	時間	時間	分	分	点

%

睡眠ダイアリー

あなたの1週間の睡眠パターンと日中の支障について記録をつけてみてください

↓ 就寝時刻（寝床に入った時刻）
↑ 起床時刻（寝床から出た時刻）
㊀朝 昼 晩：食事
■ 夜、寝ていた時間
├─┤ 昼寝・うたた寝
● ☆ 服用薬種類（1錠）
♨

お名前：＿＿＿＿＿＿＿＿　現在服用中の薬（すべて記入）＿＿＿＿＿

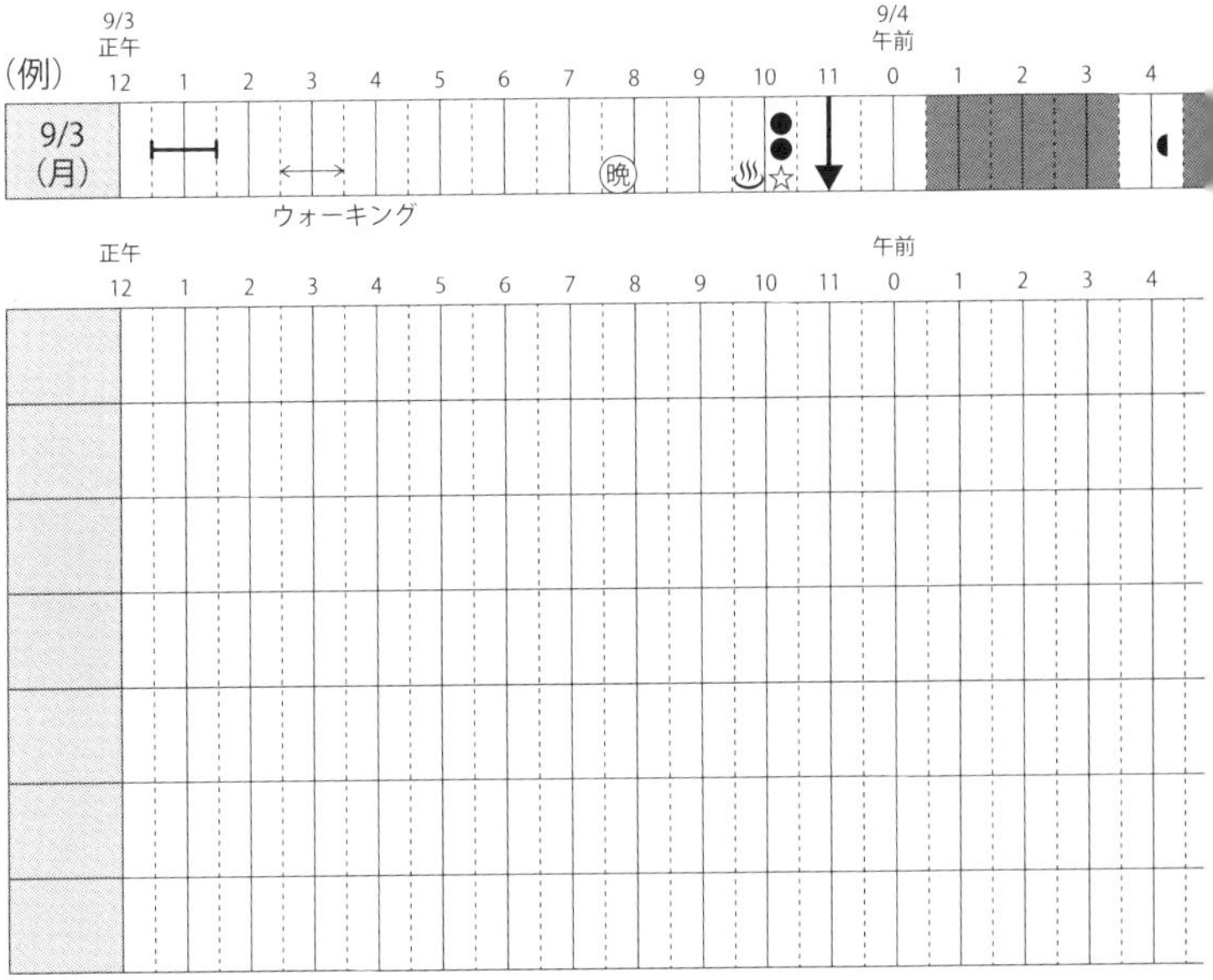

睡眠効率 ＝ 1週間の平均睡眠時間 / 1週間の平均臥床時間 ＝ □ / □ ×

睡眠業界のキホン

帰りの電車の中で、今日の診察について、のんちゃんにメッセージを送った。

〈今日、眠りサポート・クリニックに行ってきたよ〉

しばらくして、バイブレーションの震動でハッと目が覚めた。

〈よかった。で、どうだった？〉

〈のんちゃんの言うとおり睡眠不足症候群だって。結局、寝不足（笑）。でも、そう言われても不思議とムカつかなかった〉

〈神対応だったんだね（笑）。じゃあ、通いつづけることにしたの？〉

〈うん。丁寧に教えてくれたし。なんかおもしろい先生だった。平堂先生って人。寝不足の状態を長く続けることはよくないってことがわかったから〉

〈平堂優先生？　それは当たりだよ。平堂先生は睡眠不足の研究でも世界的に有名な先生なんだよ。平堂先生と話せるなんてうらやましいなぁ。紹介した甲斐があったよ〉

〈へぇ。そうなんだ。全然偉そうじゃなかったな。あと、睡眠ダイアリーっていうのを渡されて、次の診察まで書いてきてって〉

〈そうそう。それは睡眠業界ではキホンのやつ。何はともあれ、まずは睡眠ダイアリー〉

〈面倒くさそうだけど、やってみるわ〉

〈私も勉強したてのころに2週間つけるように言われてやってみた。はっきり言ってちょーめんどーだよ（笑）。でも、自分の生活習慣と睡眠パターンの関係が見えてよかった。私が睡眠の研究をしたいと思ったきっかけでもあるの〉

のんちゃんの人生のきっかけになった睡眠ダイアリー。興味深い。

〈そうなんだ。じゃあ、次の診察までやってみようかな〉

〈ぜひぜひ。まあ、肩肘張らずに適当にねー〉

適当につけて正しいことがわかるのか？　そう思いながらも、それより気になることを聞いてみた。

〈先生に聞けなかったことがあるんだけど、聞いてもいい？〉

そして、私はＰＳＧ検査、睡眠不足による風邪のひきやすさ、について尋《たず》ねると、またEメールをくれることになった。

睡眠不足による心身の病気のリスク

のんちゃんからのEメール。

りな

今日もお疲れさま。とりあえず第一歩を踏み出したね。さっきの専門用語について、簡単にまとめてみました。あと、図とかも添付したので、時間があるときに見てね。くれぐれも睡眠ダイアリーを寝床に持ちこまないようにね（笑）。ではでは。

紀子より

＊＊＊

（１）２種類の睡眠

睡眠には、客観的な睡眠と主観的な睡眠があるの。

客観的な睡眠とは、脳波測定によって判定される睡眠で、ＰＳＧ検査（睡眠ポリグラフ検査）を用いて評価される。いわゆる、「身体が必要としている」睡眠のこと。

主観的な睡眠は、起床時に判定される睡眠で、毎日の睡眠記録（つまり、睡眠ダイアリー）をつけることで評価される。いわゆる、「自分が眠ったと思う感覚的な」睡眠ね。

睡眠不足は、客観的な睡眠が足りていない状態で、これが日中の眠気の増加、集中力低下、気分の低下、衝動性の増加、身体症状の悪化といった問題をもたらすことが知られている。

一方で、主観的な睡眠は、客観的な睡眠と一致しないことが多いの。

たとえば、起床時に「寝た感じがしない」としても、日常生活に大きな支障がない場合がある。

この場合は、客観的な睡眠は意外と足りている状態だから、「寝た感じ」に振り回されるよりは、日常生活に支障があるかどうかを基準にするほうが睡眠評価としては正確ね。

ちなみに、一般的によく知られている**不眠症は、客観的な睡眠を過少評価していて、主観的な睡眠感だけにとらわれてしまっている状態**。つまり、主観と客観の間のズレが大きくなっている状態で、思っているよりも日常生活に支障があまりないことが多いの。つまり、**不眠症と睡眠不足は別問題**。

最近は不眠症の中にも、睡眠不足の人がいるってことが話題になっているけど、りなの悩みとはちょっと違うから、詳しくはまたの機会に。

(2) 睡眠負債によって生じる心と身体の病気

この前のメールでもちょこっと書いたけど、睡眠不足をためこんだ状態、「睡眠負債」によって心も身体もむしばまれていくの。

たとえば風邪。客観的な睡眠時間が7時間以下の人は、7時間以上とっている人と比べて風邪をひきやすいみたい(注3)。

特に、**6時間以下の睡眠だとそのリスクが4倍に跳ねあがる**んだって(図3)。

だから、りなの風邪のひきやすさは睡眠不足からきているのかもね。

図3　睡眠時間と風邪のひきやすさの関係

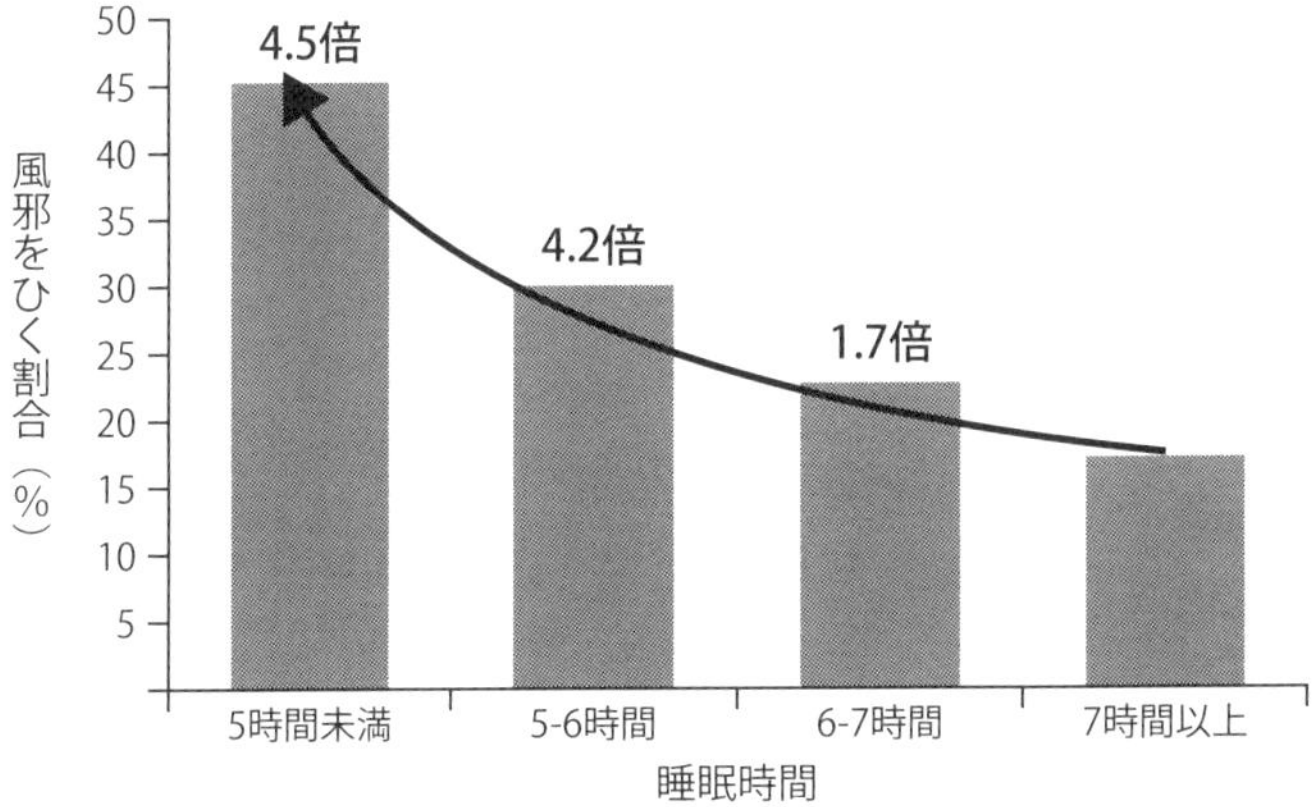

しかも、睡眠負債の状態だと、インフルエンザの予防接種をしても、その抗体価が通常の半分にしか高まらないんだって（注4）。せっかく**予防接種しても、効果が出にくい**ってこと。

他にも、高血圧や肥満、2型糖尿病、うつ病も睡眠時間が短いほどリスクが高まることが明らかにされているわ（注5・6・7）。（図4）

ただ、これはあくまで平均睡眠時間の比較だから、単純には言えないんだけど。世の中には、5時間以下の睡眠時間でも元気に過ごせる短時間睡眠の人（ショートスリーパー）もいるし、反対に、10時間以上寝ないと調子の悪い長時間睡眠の人（ロングスリーパー）もいる。

つまり、睡眠は個人差が大きいって言える。

だから、何時間睡眠であれば睡眠負債がたまっていると判定できるかというと、じつはその基準はない。あえて言えば、日中の眠気の強さとかパフォーマンス低下が睡眠負債のバロメーターかな。

図4　睡眠時間による糖尿病・うつ病のリスク

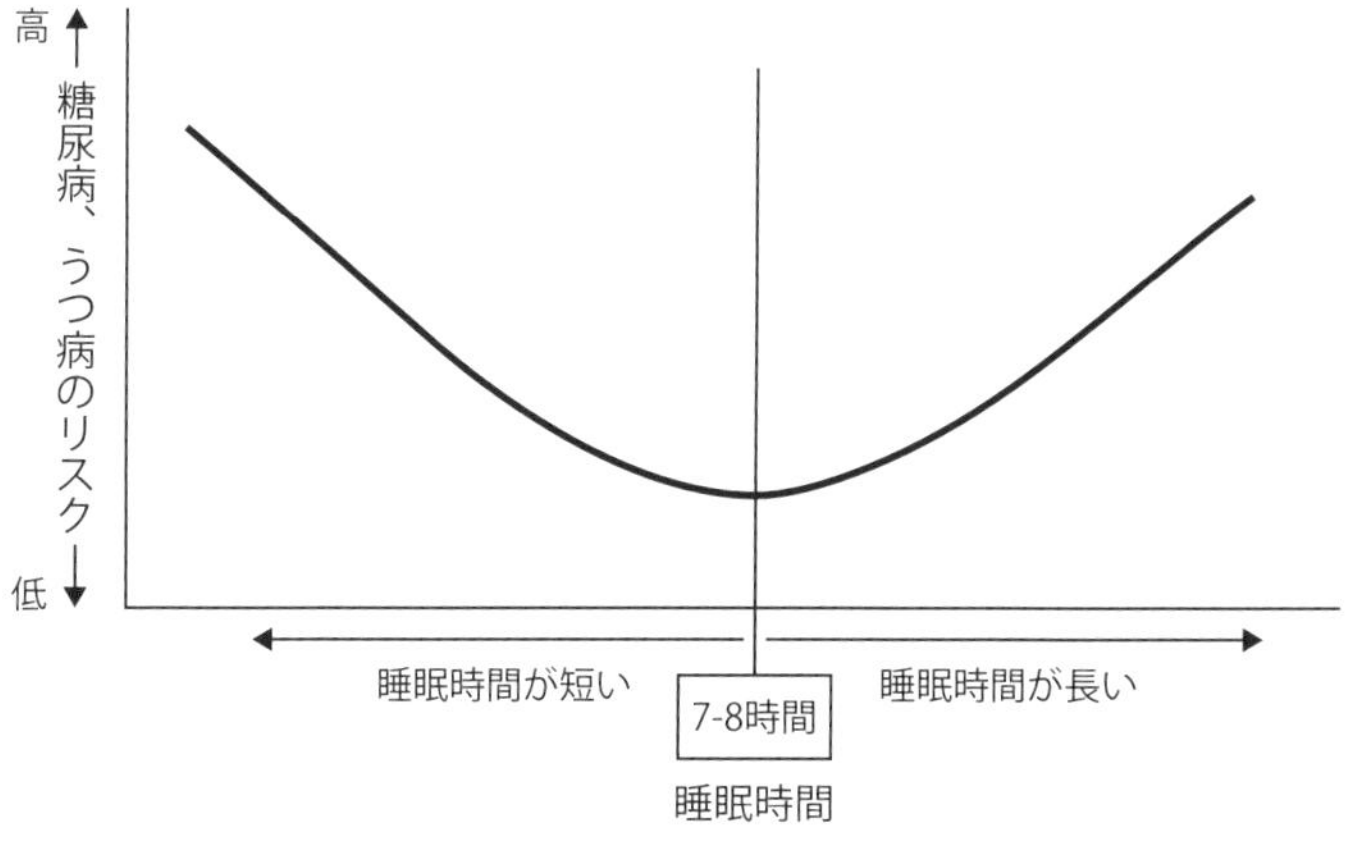

また、いつもと変わらない日常だと思っていても気温の変化、食事の変化、対人関係の変化、体調の変化、加齢にともなう変化などは毎日違うでしょ？　だから、環境が毎日変化すれば、日々の睡眠もおのずと変化する。

要するに、自分と比べて他人がどのくらい寝ているかを気にすることも、1日ごとの睡眠に一喜一憂することもあまり意味がないってこと。

自分の身体に必要な1日の睡眠時間を把握したいなら、睡眠ダイアリーで、

・睡眠状態（就床―起床時刻［臥床《がしょう》時間（寝床にいる時間）］）と
・寝床に入ってから起きるまでに目が覚めていた合計時間（［覚醒時間］）

を記録して、

・その平均睡眠時間（7日間の合計［臥床時間－覚醒時間］÷7）

を算出するといいよ。

睡眠時間と臥床時間の比で表す睡眠効率は、１００％に近いほど、睡眠の質が高いって言われているんだけど、睡眠不足や睡眠負債だと、限りなく１００％に近い値になるので、りなはあまり気にしないでいいと思う。

＊＊＊

のんちゃんからのEメールを読んでいるうちに、平堂先生の言葉がよみがえってきた。

「**日中に強い眠気をもよおすのは身体のSOS。**このまま進みつづけると危険だよって教えてくれているんだよ」

注3：Prather AA et al.: Behaviorally assessed sleep and susceptibility to the common cold. *Sleep* 38:1353-1359, 2015

注4：Spiegel K et al.: Effect of sleep deprivation on response to immunization. *JAMA* 288:1471-1472, 2002

注5：Choi KM et al.: Relationship between sleep duration and the metabolic syndrome: Korean National Health and Nutrition Survey 2001. *International Journal of Obesity* 32:1091-1097, 2008

注6：Shan Z et al.: Sleep duration and risk of type 2 diabetes: a meta-analysis of prospective studies. *Diabetes Care* 38:529-537, 2015

注7：Kaneita Y et al.: The relationship between depression and sleep disturbances: A Japanese nationwide general population survey. *Journal of Clinical Psychiatry* 67:196-203, 2006

ステップ3　睡眠時間のつくり方

睡眠ダイアリーで気づいたこと

あれから1ヵ月。毎朝、必死で起きる生活も、休日に寝だめすることも変わっていない。変わったことといえば、睡眠ダイアリーをつけつづけていることくらいだ。つけはじめて1週間は、正直言って面倒くさいこと、この上なし。のんちゃんの言うとおりだった。

つけ忘れることもあったけど、「肩肘張らずに適当にねー」と言うのんちゃんのアドバイスにも助けられて、最近は、朝起きたときに記録することが日課になっている。

睡眠ダイアリーをつけていて気づいたことが2つある。1つ目は、思っている以上に【眠気】を感じている時間が長いこと。もう一つは、休日の寝だめがとても長いことだ。

1週間の流れを視覚的に見ることができるし、1ヵ月間つけつづけているから、全体の傾向もなんとなくわかってきた。

睡眠ダイアリーをカバンにしまったことを確かめ、家を出た。今日は２回目の受診日なのだ。

「種井さん、３番にどうぞ」

診察室に入ると、平堂先生が笑顔で迎えてくれた。その笑顔で緊張が少しほぐれた。

「１ヵ月経ちましたね。どうでしたか？」

カバンからクリアファイルを取り出し、

「これ、つけてきたんですけど……」

と言い終わる前に、

「おぉ！　つけてきてくれましたか！」

と若干、興奮気味の平堂先生。

「しかも、１ヵ月分ちゃんと書いてあるじゃない！　いやー、すばらしい」

おまえがつけてこいって言ったんだろうと心の中でつぶやく。

「当たり前のことですから」

識的に取り組んだことがあれば、書きこんでください。

感 0（まったくない）～3（まあまあ）～5（とても熟睡）
の支障 0（まったくない）～3（まあまあ）～5（とてもあった）

☀ 朝の光

8	9	10	11	12	服用量	熟睡感	臥床時間	睡眠時間	寝つけなかった時間 臥床直後	寝つけなかった時間 夜間	日中の支障
朝	☀			昼	3.5 錠	1 点	8 時間	4.5 時間	90 分	60 分	3 点

8	9	10	11	12	服用量	熟睡感	臥床時間	睡眠時間	寝つけなかった時間 臥床直後	寝つけなかった時間 夜間	日中の支障
				昼	0	0	5	4.5	30	0	3
				昼	0	1	6	5	0	0	3
					0	4	10.5	10	0	0	3
					0	3	10.5	10	0	0	3
				昼	0	2	5.5	4	90	0	4
				昼	0	2	5	4.5	15	0	3
				昼	0	1	5	4.5	15	0	3
1週間の平均値					0 錠	1.9 点	6.8 時間	6.1 時間	21.4 分	0 分	3.1 点

90 %

睡眠ダイアリー

あなたの1週間の睡眠パターンと日中の支障について記録をつけてみてください

↓ 就寝時刻（寝床に入った時刻）　■ 夜、寝ていた時間
↑ 起床時刻（寝床から出た時刻）　├─┤ 昼寝・うたた寝
朝 昼 晩：食事　● ☆ 服用薬種類（1錠）　♨

お名前：＿＿＿＿＿＿＿＿　　現在服用中の薬（すべて記入）＿＿＿＿

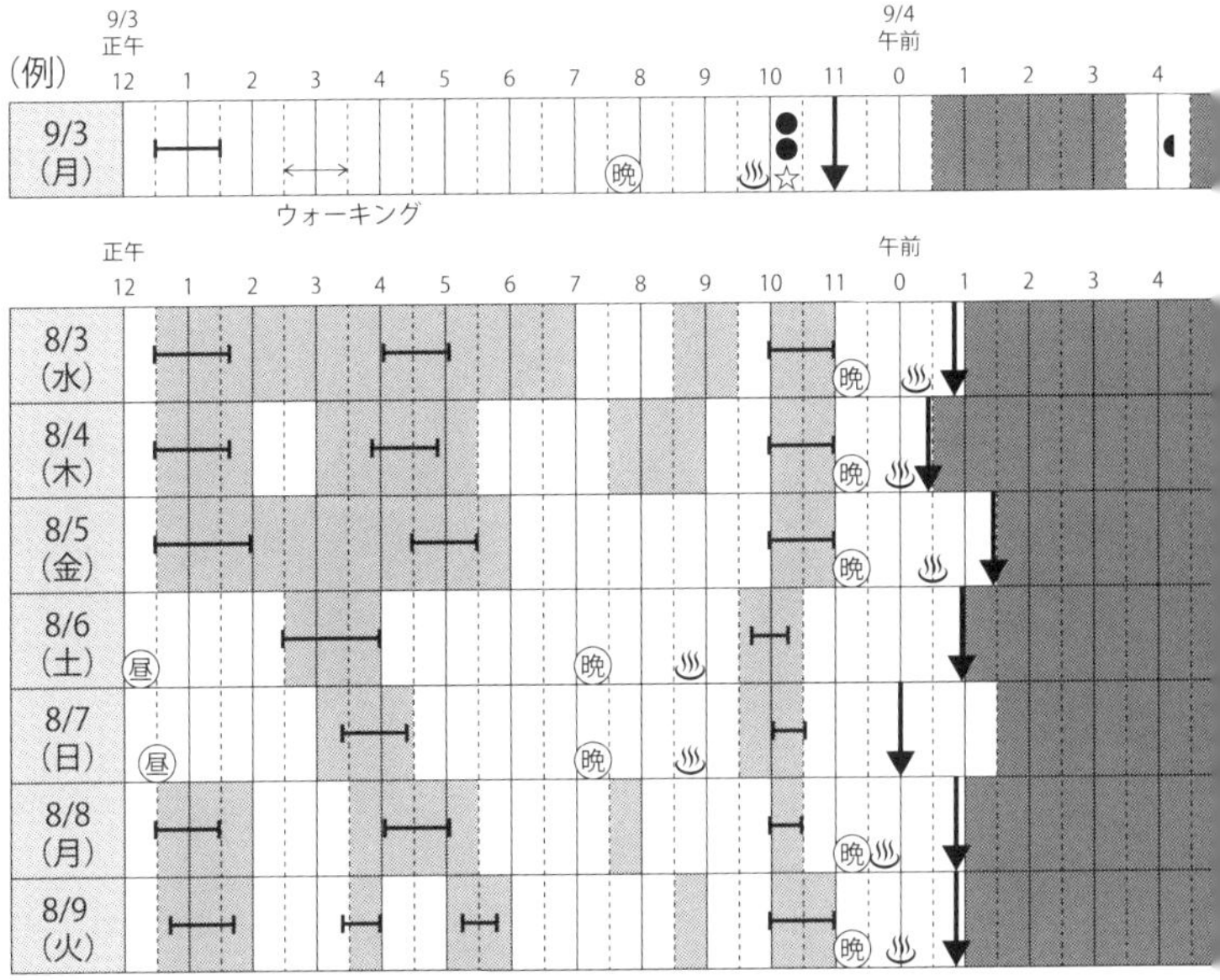

$$\text{睡眠効率} = \frac{\text{1週間の平均睡眠時間}}{\text{1週間の平均臥床時間}} = \frac{6.1}{6.8} \times$$

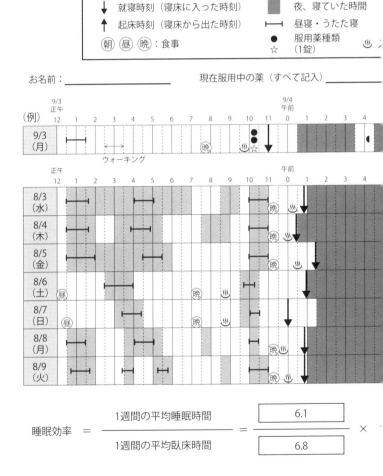

「何を言っているの！　こんな面倒なこと誰もやらないよ。お願いしといてなんだけどね（笑）」

なんだ。自分が生真面目にやりすぎたのか。のんちゃんの言うとおり、もっと適当にやっといてもよかった。

これは悪魔の所業

「つけてみてどうでした？」

「思っていた以上に、日中ぼーっとしている時間が多いことと、休日の寝だめが長いなぁってことに気がつきました」

「ああ、確かに。起きている間は、薄いグレーが目立ってるね」

「そうなんですよ。さすがにまわりから寝ているって言われるのは、あながち間違っていないのかなって、思えるようになりました」

「あとは、休日の寝だめね。たしかに、平日はだいたい1時に寝て5時半に起きているのに比べて、金曜日の夜と土曜日の夜は1～2時に寝て、午後1時くらいに起きているね。それに、仕事がない分、昼寝もできているのかな」

「そうですね。休日は一日中ずっと眠い感じです」

「ふむ。自分の睡眠を見える化してみて、気持ちは変わった？」

「はい。前回、先生がおっしゃっていた身体のSOSっていう意味が、なんとなくわかりました。私自身のことですもんね」

「そうだね。ところで種井さんのことをいちばん理解してくれている人って誰？」

突然、変なこと聞くんだな。誰だろう。お母さん……のんちゃん……。

「母ですかね」

「本当に？　じゃあ、今こうやって話していることも、その内容もすべて正確にお母さんに伝えているの？　種井さんの悩みや考えていることも、すべてお見通し？」

このおっさん変なこと言うな。

「いいえ」

「だよね。じゃあ他には？」

うーん。哲学的な質問は苦手だ。頭が痛くなってきた。

「私自身……かな」

「そう！　自分のことをいちばん知っているのは、自分しかいないんです。もし、いちばんの理解者が自分のことを大切にしてくれなかったら？」

「つらいです。なんとか気づいてほしいとアプローチするかも」

「ですよね。まさに種井さんの身体《からだ》はずっとＳＯＳを出してきたんです。そんなアプローチを無視するなんて……どう思いますか？」

そうか。私は自分で自分を傷つけてきたのか。なんてかわいそうなことをしてたんだろう。

「とてもひどいことですね」

「いいえ。そんなものではすみません。これはね、**悪魔の所業《しょぎょう》**ですよ」

先生がニコッと笑ったのを見て、思わず吹き出してしまった。

「たしかに悪魔の所業ですね」

「やっと、そのことに気づいてあげられたんですよ。前回もお話ししましたが、クリニックに来ていただいたということは、変わるチャンスなんです。ぜひ、力を合わせて乗り越えましょう」

先生に言われて、がんばろうという気持ちが高まった。

身体を壊さないように始めること

「では、1ヵ月分の睡眠ダイアリーをじっくり見てみようかな」

そう促されて先生に渡した。

しばらくの間、睡眠ダイアリーを眺めていた先生が、

「やっぱり、損しているね」

ぼそっとつぶやいた。

「そん？」

そう私が聞き返すと、真剣なまなざしで私の目を見据えてきた。

「種井さんは、本当の力をまだ出しきれていない。本当はもっとできるはずだよ」

おもしろいことを言う先生だ。

「そうですか？　今でもすでに限界を超えている気がしてますけど（笑）」

「ははは。クリリンみたいなこと言うね。『ドラゴンボール』ってマンガ読んだことある？」

「はい。兄が持っていたので読んでました」

「『ドラゴンボール』で言うと、種井さんはクリリンで、私がナメック星の最長老ってとこかな。かなりの潜在能力が眠っていると思うけど、それがわからないから、今が限界だと思っているだけ」

その場面はよく覚えている。最長老がクリリンの頭に手をかざしただけで、戦闘能力を格段に上げたシーンだ。

「だから、その潜在能力を呼びさまそう！」

平堂先生に言われると、そんな気がしてきた。


「どうやってやるんですか？」

「頭に手を乗せて、ぎゅーんって……」

と言いながら先生の手が私の頭に伸びてきた。思わず頭《こうべ》を垂れる。頭に手をかざした先生がぼそっと「……どう？　力が湧いてきた？」

「……はっ？　……えっと……」

戸惑う私を気にもとめず、

「うーん。ダメか……私もまだまだ修行が足りないみたい」

と、おどけてみせる先生。そりゃそうだろという思いと、頭を垂れた自分に笑ってしまう。

「しょうがない。正攻法でいきましょう」

先生はそう言うと、

「種井さんは、平日の睡眠時間が圧倒的に足りない。睡眠ダイアリーを見ると、平日は4時間半の睡眠、休日は10時間睡眠。ここ1週間の平均睡眠時間が約6時間。それでも日中にここまで眠気を感じているとなると、身体は8時間くらいの睡眠時間を毎日欲しているのかもしれないなぁ。平日も休日も8時間睡眠。どう？」

どうって言われても、今より3時間半も長く寝るなんて、到底無理。

「それは、むずかしいです。会社の働き方や制度が変わらないと……」

「まあ、そりゃそうだわな。もっともな意見だ。会社側が変われば問題は解決だね。その制度が変わるまでに、どのくらい待てばいい？」

「いや、一生変わらないと思います」

「えっ!?　変わらないことを知ってて、ずっと指をくわえて待っているのは無意味じゃない？　先に身体が壊れてしまう。身体を壊さないように、自分で管理できるところから始めないと」

睡眠はとても高価なもの

ああ。言われてみれば確かにそうだ。ずっと会社のせいにしていたけど、それで現状が変わったわけじゃない。できるところから……か。

「せめて1時間、長く眠るのはどうかな」

「うーん。これまでも試そうと思ったことはありましたけど、結局仕事が終わらなくて……」

「そっかぁ。仕事を中心に考えているからかな。睡眠ダイアリーは、睡眠がまん中にくるようになっていたでしょ？　これには意味があるんだけど、なんでかわかる？」

「ああ、確かにそうですね。なんでだろう。睡眠が生活の中心ってことですか？」

「ご名答！　ここ数十年で、睡眠の謎はかなり解明されてきてね。睡眠は削るもの、捨ててもいいものっていう考え方はもう古い。睡眠はとても貴重なもので、しっかり眠るから活動できるんだ」

「へえ」

「まさかの他人事《ひとごと》!?（笑）　なんて言ったらいいかな。種井さんは、お寿司は好き？」

「はい。大好きです」

「いちばん好きなのは？」

「やっぱり中トロですね」

「たとえば、私が種井さんの目の前で、中トロまずいって言いながら、ゴミ箱に捨てていったらどう思う？」

「捨てんなバカって、怒ります。あっ、すみません」

「ははは。すげー怒るね。じつは、江戸時代はトロの部位は捨てられていたんだよ」

「えっ！　そうなんですか！　もったいないなぁ」

「それ！　つまり、時代が変わって、トロはとても高価なものになったよね。睡眠もそう。**昔は不要だからといって削るのが当たり前だったけど、今はとても高価なものってことがわかったんだよ**」

「へえ！」

「おっ。今度は少し感情のこもった『へえ』だったね（笑）」

私は、中トロをひたすら捨ててきたのか。そう思うとなんだか妙にもったいないことをしている気持ちが芽生えてきた。とはいえ、そう言われてもまだ実感がわかない私は、どこか他人事のような気持ちも残っている。

「かつどーなっつ」登場

「どうだろう。平日の臥床《がしょう》時間を1時間長くできそうかな。実験的に今日から1週間だけでいいよ。それで、いい変化が出てきたら続けてくれれば」

「うーん。でもまあ、1週間でいいならやってみます」

「オーケー。そしたら、平日は5時間半、寝床に入っていることにしよう。起きる時間を延ばすのはむずかしいと思うから、就寝時刻を1時間前の0時にしようか」

「わかりました。0時ですね」

「あと、どうせやるなら成功させたいよなぁ。よっしゃ。ちょっと休憩して、ドーナツツでもどう？」

かつどーなっつ

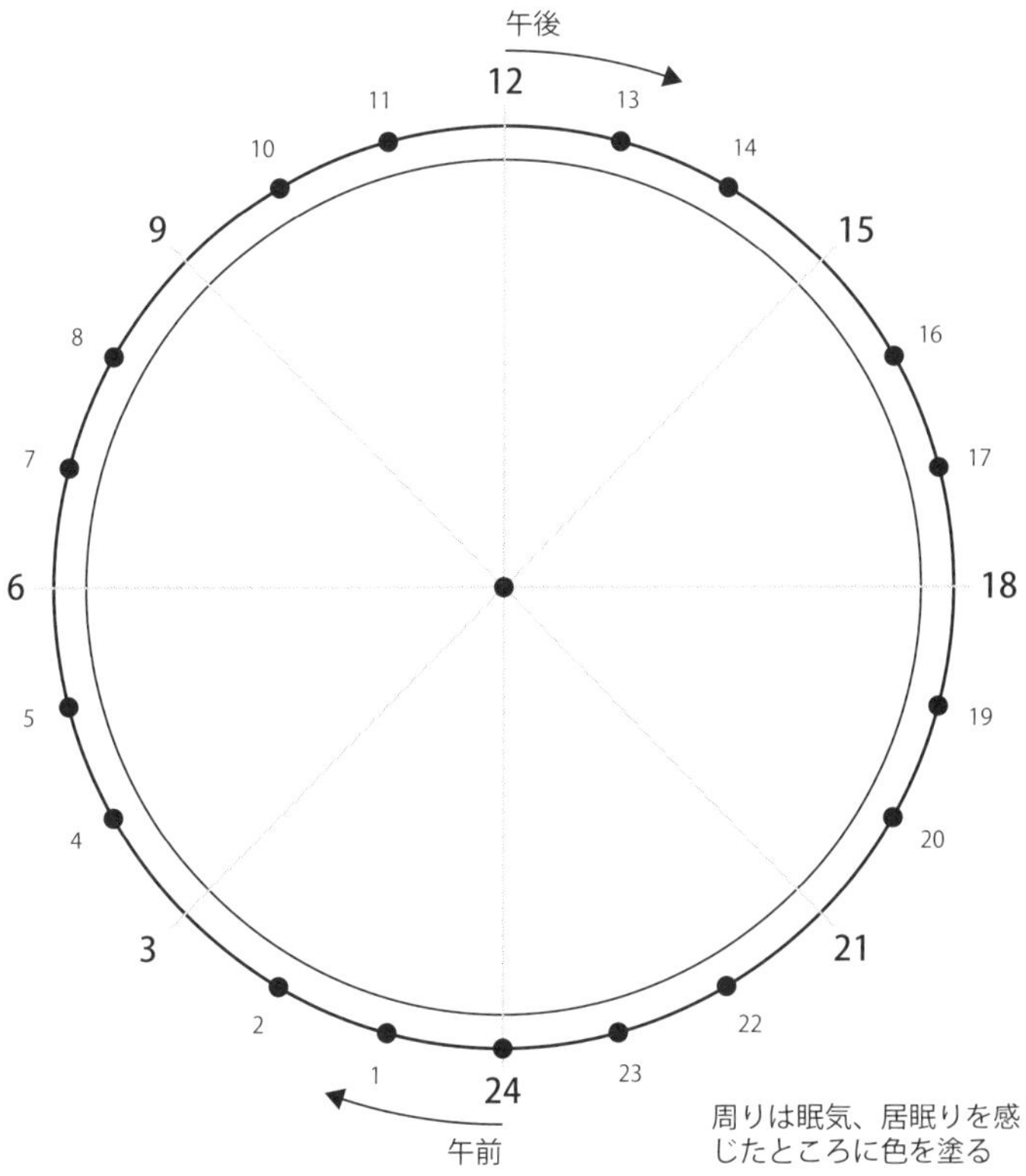
午後
12
13
14
15
16
17
18
19
20
21
22
23
24
1
2
3
4
5
6
7
8
9
10
11
午前
周りは眠気、居眠りを感じたところに色を塗る

「はい？」

突然、何を言い出すんだろう。ドーナッツくれるの？

「はい、ドーナッツ」

渡されたのは、円と数字が書いてある紙だった。

「これをつけて、1日の活動と眠気、睡眠の関係を見ていこう。名づけて『かつどーなっつ』いいネーミングでしょ（笑）」

なんだ。ただのおやじギャグ。

「平日の活動と睡眠について、かつどーなっつに書いてみて。書き終わったころまた呼ぶから、いったん待合室で待っててくれる？」

睡眠確保のための3つのポイント

書き方を教えてもらい、待合室で作成して待つこと5分。ふたたび診察室へ。

「できた？」

かつどーなっつ

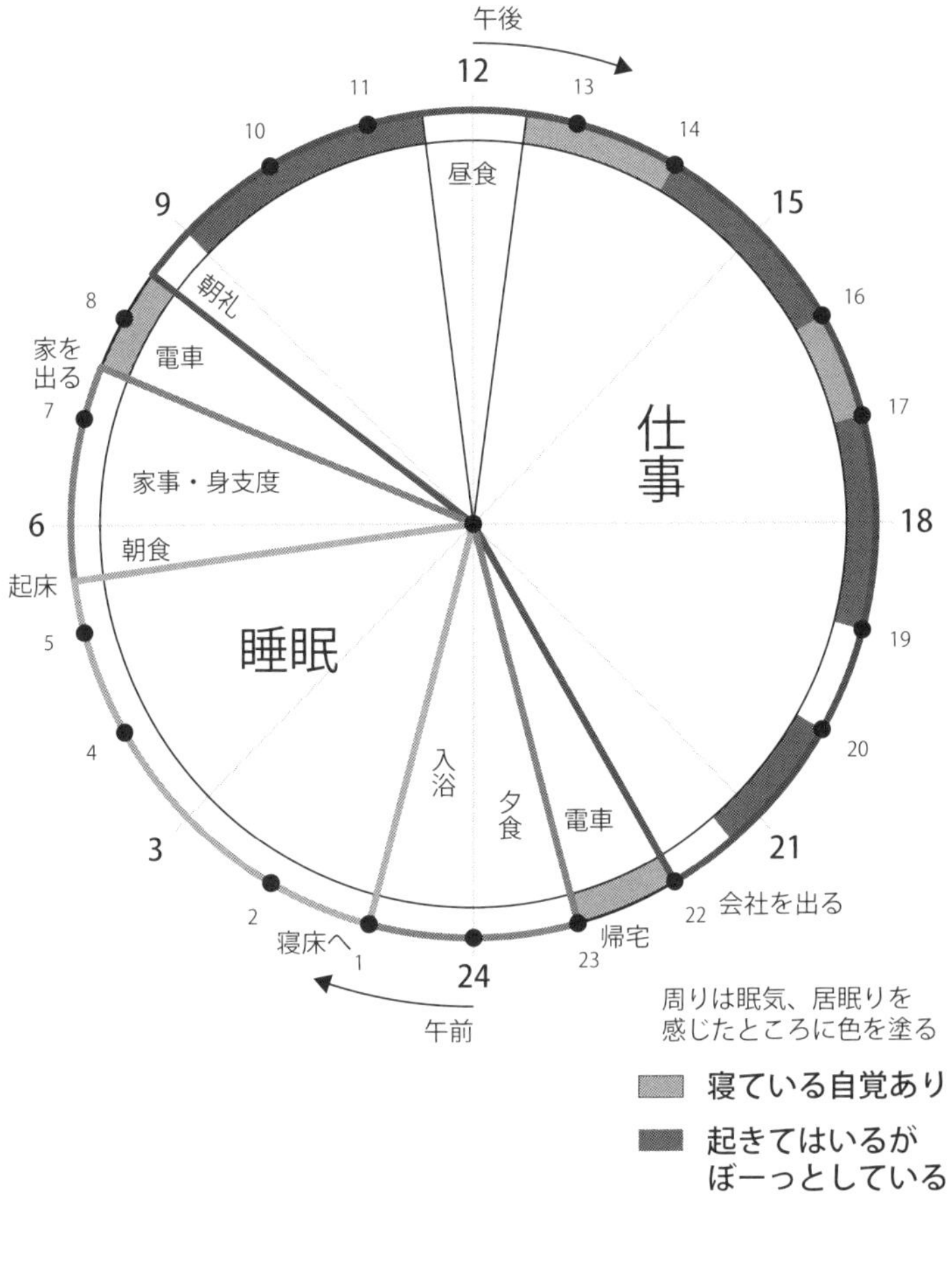
午後
12
13
14
15
16
17
18
19
20
21
会社を出る
22
帰宅
23
24
1
寝床へ
2
3
4
5
起床
6
7
家を
出る
8
9
10
11
昼食
朝礼
電車
家事・身支度
朝食
仕事
睡眠
入浴
夕食
電車
午前
周りは眠気、居眠りを
感じたところに色を塗る
寝ている自覚あり
起きてはいるが
ぼーっとしている

「はい。こんな感じでいいですか？」

「かんぺき！　じゃあ、この中で、5時間半の睡眠を確保するために、どうやって生活を切り盛りできるか考えてみよう。ポイントは、5時間半を有効に眠ることを最優先に考えること。そのためにどの活動が断捨離できるか考えよう」

平堂先生が重要だとあげたポイントは次の３つ。

- **寝床に入るまで、できるだけ眠気はためておくこと**
- **起きていたくても0時になると寝てしまう身体をつくること**
- **惰性でやってしまっている活動は思いきってやめてみること**

なるほど。ようは早寝の邪魔になっている活動をどうやってやめるかってことか。言われてみると、家に帰ってからは、録画したテレビを見ながらご飯を食べたり、お風呂や寝床でスマホを見ていたり、結構、余計な時間を使っていた気がする。そのことを平堂先生に話す。

「そうなんだね。じゃあ、帰宅してからの時間を効率よくするためには、どんな工夫ができそう？」

「そうですね。帰ったら、お風呂の準備をして、それからご飯の支度をすればいいかな」

「おぉ！　よさそう。夕食の準備はどのくらいかかるの？」

「そうですね。30分くらい……かな」

「そうかぁ。お風呂が沸くまでに食べ終わっていると最高なんだけどなぁ」

「そっか。ご飯は炊いてあるから、惣菜とかを買ってくれば短縮できるかな」

「最高（笑）。録画した番組は、1時間くらい？　お風呂が沸いたら、いったん停止して、入浴後に見ることはできる？」

「それはできると思います」

「いいじゃない。あとは、寝床に入ってからスマホ見ているけど、何しているの？」

「LINEしたりとか、仕事のメールチェックしています」

「寝床でも働いているの？　がんばるねぇ」

「別にがんばっているわけじゃないですけど（笑）。でもそれで眠りにくくなることもある気がします」

「どうして？」

「仕事のメールを見た後、明日やることを考えてしまったり、嫌な気持ちになったりすると……なのかなぁ」

「ああ、それわかるな。まさに玉手箱！」

何気なく開けるととんでもないことが起こる。たしかに玉手箱だ。これは開けないほうがよさそうだな。

1つ断捨離成功

「家でメールを見るメリットはないの？」

「うーん。見たところで返信しないし、なんなら未読状態に戻すので。特にメリットはないですね。でも画面にポップアップしてくるので、それで見てしまうんだと思います」

「それは重要な情報だね。じゃあ、ポップアップ機能を解除しようか」

そう言って、平堂先生は、ポップアップ機能の解除方法を教えてくれた。さっそくその場で変更。

「よし。これで1つ断捨離が成功した。あと、気になるところは、帰宅までの眠気と、部屋の明かり。電車の中で、寝てないかい？」

すべてを見透かしているような目にどきっとした。

「はい。うとうとしてしまうことが多いです」

「じゃあ、帰りの電車では座らずに立っておこう」

げげっ！　つらい。正直に答えてしまったことを後悔する。

「部屋の明かりは、蛍光灯？」

「はい。そうですが」

「暖色系に替えられる？　むずかしければ、ＰＣメガネをかけるようにできる？」

「今かけているやつがＰＣメガネです」

「グッド。じゃあ、部屋でもそのメガネでいこう。反対に、出勤のときはＰＣメガネじゃないほうがいいんだけど、持ってる？」

「そうなんですか。じゃあそっちにします。でも何でですか？」

「うん。教えてあげたいんだけど、あと2時間は必要だな」

「えっ？　じゃあいいです」

私にはのんちゃんがいる。

「残念。じゃあ、またの機会にしよう。そうしたら、今考えた生活を新しいかつどーなっつに書いてみよう。まずは1週間、何があってもそのスケジュールで過ごすことを次回までのホームワークにしよう。それで何が変わるか、睡眠ダイアリーは継続してつけてみて、また確認していきましょう」

「わかりました。修行だと思ってがんばります（笑）」

「がんばれ！　クリリン（笑）」

居眠りしている人が目につく

診察室を出た後、平堂先生に言われた取り組みについて、かつどーなっつに書きこんだ。

すぐに会計をすませ、病院を出た。

かつどーなっつ

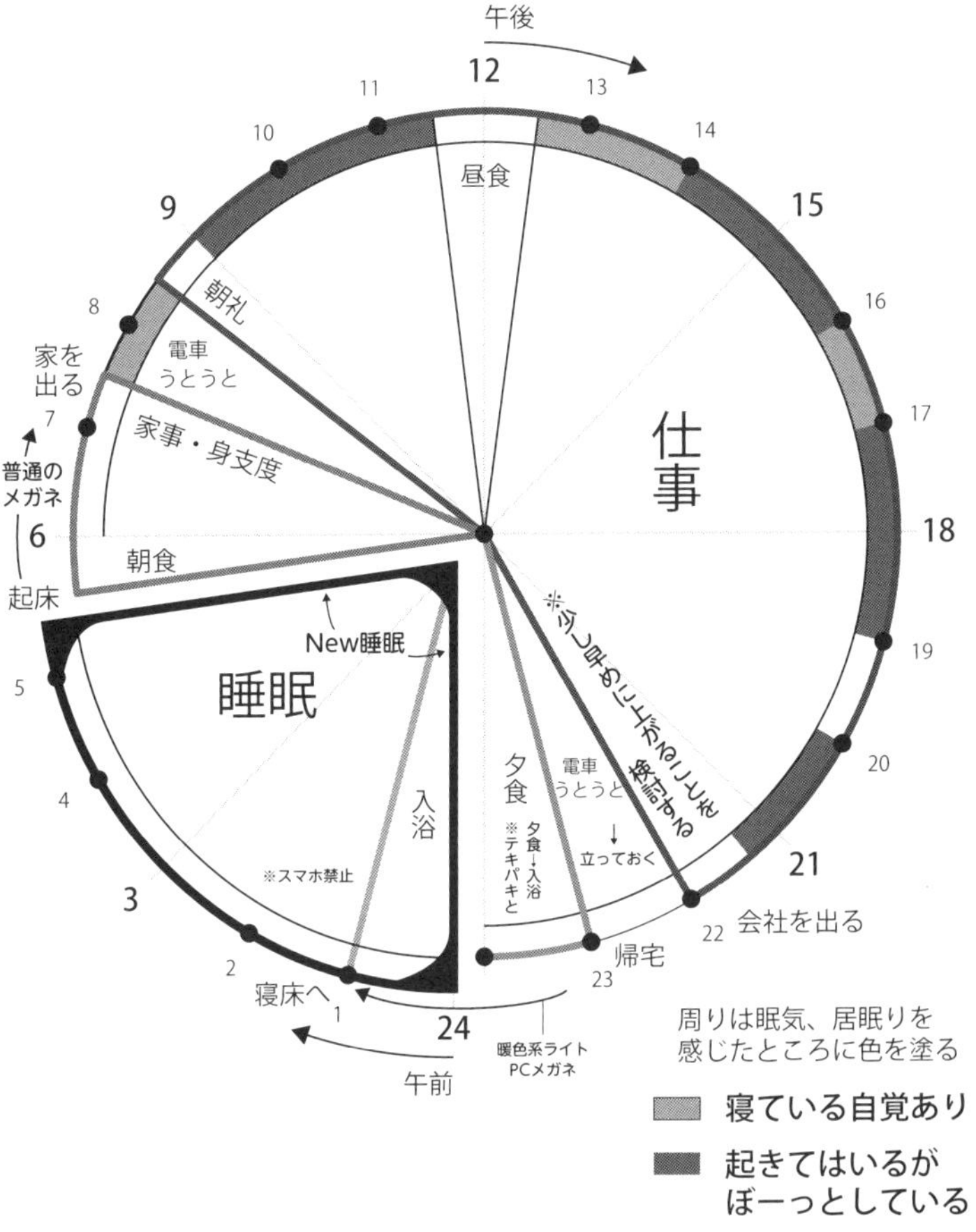
午後
12
13
14
15
16
17
18
19
20
21
22
23
24
1
2
3
4
5
6
7
8
9
10
11
昼食
仕事
朝礼
電車
うとうと
家を
出る
家事・身支度
普通の
メガネ
朝食
起床
New睡眠
睡眠
入浴
※スマホ禁止
夕食
※テキパキと
夕食→入浴
電車
うとうと
↓
立っておく
※少し早めに上がることを検討する
会社を出る
帰宅
寝床へ
暖色系ライト
PCメガネ
午前
周りは眠気、居眠りを
感じたところに色を塗る
寝ている自覚あり
起きてはいるが
ぼーっとしている

いつものように、今日の出来事をのんちゃんにＬＩＮＥする。

〈説明に2時間！　それは、りな、だまされたね。そんなにかかんないよ。きっと次の患者さんが待っていたからじゃないかな〉

のんちゃんに言われて、まんまとだまされたことに気づいた。でも、患者を傷つけまいとする平堂先生の人柄なんだと思うと、心がほっこりした。最初に受診したヤブ医者に言われたら、ガチギレしていたかもしれない。

〈でも丁寧に説明しても、その場で理解するのはむずかしいのは確かだね。またメールするね〉

電車の中で、平堂先生とのやりとりを思い出していた。ふと視線を落とすと、40歳くらいのビジネスパーソンが隣の人の肩に頭を乗せそうな勢いで居眠りしている。隣の人は、そうはさせまいと、必死のディフェンスをしていた。

顔を上げてまわりを見渡すと、居眠りしている人がとても多いことに気づいた。あの人たちはきっと、いい睡眠がとれていないんだな。そういえば、海外旅行でオーストラリアに行ったとき、電車で寝ている人はいなかった気がする。

日本人は睡眠負債を抱えすぎているのかな。そんなことを考えていると、電車が大きく揺れたので、とっさにつり革につかまった。

生活改善の対策ポイント

のんちゃんからのＥメール。

クリリンへ

今日も一日お疲れさま。りなの話を聞いて、関連する知識をまとめました。私でも理解するのに、何度も本を読み返した内容だから、ちょっとむずかしいかもしれない。わからないところがあったらいつでも聞いてね。

新しい技を覚えるためには、修行あるのみ！　がんばってね！

ブルマより

＊＊＊

（1）ＰＣメガネをつける理由

人は、２つの睡眠時計を持っている。１つは**脳にある親時計**、もう１つは**臓器にある子時計**。どっちの時計も社会の時間、つまり24時間ぴったりに動いているわけじゃないから、調整しなくちゃいけないの。

親時計は「外からの光」で、子時計は「食事」をとることで調整できる。親子は離ればなれになると不安な気持ちになるように、２つの時計も別々に動いてしまうと眠りが不安定になる。

・親時計の調整について

外の光を「目」から体内に取りこむことが重要。目から入ってきた光の強さと量で、親時計は朝とか夜とか判断しているみたい。どんな光でもいいわけではなくて、ブルーライト。つまり青色の波長であることがポイント。

起きてから2時間くらいの間に、30分くらい太陽の光が目から取りこまれると、目も覚めるし、夜も決まった時間に眠気が来やすくなる。でも、絶対に太陽を直接見ないようにね。視野にとらえていればＯＫ。

まぶしいからといって、サングラスとかかけるのはNG。まさに「目の前」で色が変わってしまうから。ちなみに、晴れている日だけじゃなく、曇っていても効果は落ちないよ。

この原理で行くと、**夜は青色の光を目に入れないことが肝心。**夜に青色の光にさらされていると、親時計が夜であることを認識できずに眠気が来ないの。

蛍光灯みたいに、色が白っぽく見えるのは、光の三原色によってそう見えているだけで、青色の光が入っている。会社や電車の中、パソコン画面から出る光は要注意。だから、**夕方以降は青色の光を避けるために、PCメガネをかけて、光対策したほうがいい。家の明かりも暖色系の間接照明がおすすめ。**

・子時計の調整について

食事のとり方が重要。**子時計は、長い絶食時間の後の食事を「朝」ご飯と認識する**みたい。

動物による実験だと、12時間の絶食時間だから、夜7時に夕飯を食べたら、朝7時以降に朝食をとることになるかな。これは実際にはむずかしいね。だから現実的には

「**なるべく10時間以上はあける**」って考えるほうがいいかも。

朝食って英語でbreakfastって言うでしょ？　これは、絶食（fast）を破る（break）っていう意味なんだって。だから、子時計にとっては、朝の時間帯に食べるから「朝食」なのではなく、絶食後に食べたものが「朝食」。ってことは、昼食を抜いて夕食までに10時間以上の絶食時間ができてしまったら、子時計は、「夕食」なのに、朝だと誤作動してしまうことになる。

あと、**絶食後の食事は、がつんとお腹にたまるものを食べないと効果なし**。血糖値のことを考えると、最初に野菜を食べるのがおすすめ。朝、昼、夕の食事のバランスを、朝食を重めにしておくと、夕食を重めにするよりも体重が増えにくいっていう研究もあるし、体内リズムが朝型になりやすいっていう研究もあるわ。

〈対策ポイント〉

・朝は、外の光を目から取り入れること（普通のメガネをかける）

・朝食はがっつり食べること（サラダから食べると血糖値の急上昇が防げるから必須）

・**昼食は抜かないこと**
・**夜は、青色の光の攻撃から目を守ること（ＰＣメガネをかける）、夕食はあまりがっつり食べないこと**
・**夕食と朝食の絶食時間を確保すること**

（２）居眠りをしない理由

動物は、目覚めて活動を始めた時点で、睡眠欲求をためていくの。イメージとしては、テレビ番組の罰ゲームとかに出てくる、大きい風船。どんどん膨《ふく》らんでいって、破裂したら芸人が床に倒れて終わりだよね。

大きく膨らむほど破裂が大きくて盛りあがる。睡眠と覚醒も似たような原理で、目覚めるとどんどん睡眠風船が膨らんでいって、破裂すると眠る。覚醒が続けば続くほど、睡眠風船は大きく膨らむ。

でもせっかくためた空気が途中で漏《も》れると、風船がしぼんでしまう。同じ原理で、**日中に居眠りをしてしまうと、せっかくためた眠気が抜けちゃう**の。そうすると、夜になかなか寝つけなかったり、大きな破裂が起こらずに、いい睡眠がとれなくなるっていう原理。

だから、日中は居眠りをしないようにすることが大事。でもこれは根性論ではなかなかむずかしい。

まずは、居眠りをしやすい状況を見つけることから始める。眠くなりやすい時間帯（たとえば、午後2時ころ）、居眠りしてしまいやすい場所や姿勢（たとえば、電車の座席に座っているとき、背中が丸まっているとき）。

傾向をつかむために、睡眠ダイアリーとか、かつどーなっつにメモしておくといいかも。傾向をつかんだら、次は居眠り対策。簡単に言うと、眠りにくい状況をつくること。

たとえば、午後2時ころ眠くなることがわかっていれば、その時間帯は立ってできる作業をするとか、帰りの電車の中では座席に座らないとか。

夜の睡眠がしっかりとれるようになれば、日中の眠気は自然と減ってくる。そうすれば、覚醒時間が長くなるから睡眠風船はどんどん大きく膨らむ。

睡眠不足では、このどちらも上手くいっていないから、日中の居眠りを防いで睡眠風船を大きく膨らます必要がある。

〈対策ポイント〉
・日中は、居眠りを避けて、睡眠欲求をためること
・眠くなる時間や場所では、眠るのとは反対の活動をすること

（3）お風呂に入る理由

眠りを促すのに、もう一つ重要なことは、**深部体温が下がること。**深部体温っていうのは、皮膚温ではなくて身体内部の温度。**ヒートアップした脳の温度が下がることが重要。**

深部体温は、ふだん眠る約2時間前がもっとも高くなっていて、そこから徐々に低下していくの。だから、「今日は早く寝よう」と思ってもなかなか寝つけないのはこれが原因。

反対に、「お風呂に入って寝よう」と思っても、入浴すると深部体温が上がるから、入浴後すぐに寝つくのはむずかしいのも事実。深部体温が下がってくるまでに、だいたい入浴後1時間程度のクールダウンが必要みたい。

あと、**身体の深部の熱は、手足から放出されるの**。赤ちゃんが眠いかどうかを、手足が温かいのを確認して眠さをチェックしているママさんたちの知恵は、とても理にかなっている。

大人でも眠いときは手足が温かくなっているから、よく観察してみてね。ちなみに**冷え性では、深部体温が十分に放熱されないから眠れない**。冷え性対策はマジ大切。

睡眠の価値

――昔は不要だからといって、削るのが当たり前だったけど、今はとても高価なもの――

寝たり起きたりするのは、息をしたり歩くのと同じで、生きていれば当たり前のことくらいにしか思っていなかった。どれも、できなくなったら生きるのがたいへんだという点を見過ごしていた。

マグロのトロと同じか。

ネットで検索してみると、江戸時代はトロの部分を「猫またぎ」と呼んでいたらしい。魚が大好物な猫でさえも、またいで通るほど不味《まず》い部分……まったく想像できない時代だ。

保存方法の発展や醤油の普及で価値観が一八〇度変わるんだ。睡眠の大切さはまだよくわからないけど、だまされたと思ってやってみようと心に誓った。

ステップ4　睡眠負債解消へ

1ヵ月後の睡眠ダイアリー診断

「種井さん、3番の診察室へどうぞ」

やさしい声に促されて診察室の前でいったん止まる。先生は、私の変化に気づくだろうか。

「失礼します。こんにちは」

「はい、こんにちは。おっ？　なんだか表情がいいね。うれしい結果を教えてくれるのかな？」

振り向きざまに気づくなんて、さすがは平堂先生。患者のことをよく見ている。睡眠ダイアリーをカバンから取り出し、ほほえみを浮かべながら手渡した。

ところが、最初は「どれどれ」と、にこにこしながら見ていた平堂先生の表情が曇っていき、眉間《みけん》にはしわが。あれっ？　よくなっていないのかな。とても心配になってきた。

「うーん。種井さん」

眉間にはまだしわがよっている。

「は、はい」

「悪いところが見つからないけど、どうして？」

眉間のしわが消え、白い歯がのぞいた。先生は人を驚かすのが好きなのか。悪趣味だ。

「この1ヵ月で、さらによくなったね！　正直ここまで短期間でよくなるとは思わなかったよ」

受診当初の睡眠ダイアリーと見比べながら話を続ける。

「最初の睡眠ダイアリーよりも平日の睡眠時間が長くなっているし、日中の支障も減っているね。あとは……寝つきと熟睡感もよくなってるか。なにより日中ぼーっとしている時間がかなり減ってるじゃない！　クスリでもやってるの？」

「やってませんよ！」

「ははは。ごめん、ごめん。冗談だよ」

医者が言っていい冗談ではない。

識的に取り組んだことがあれば、書きこんでください。

|睡感| 0（まったくない）～3（まあまあ）～5（とても熟睡）
|中の支障| 0（まったくない）～3（まあまあ）～5（とてもあった）

☀ 朝の光

7	8	9	10	11	12	服用量	熟睡感	臥床時間	睡眠時間	寝つけなかった時間 臥床直後	寝つけなかった時間 夜間	日中の支障
	朝	☀			昼	3.5 錠	1 点	8 時間	4.5 時間	90 分	60 分	3 点

7	8	9	10	11	12	服用量	熟睡感	臥床時間	睡眠時間	寝つけなかった時間 臥床直後	寝つけなかった時間 夜間	日中の支障
					昼	0	4	6	6	0	0	2
					昼	0	3	6	6	0	0	2
	朝	☀				0	4	8.5	7.5	30	0	4
	朝	☀				0	4	8.5	8	0	0	3
					昼	0	3	6	5.5	30	0	2
					昼	0	3	6	6	0	0	2
					昼	0	3	6	6	0	0	2
					1週間の平均値	0 錠	3.4 点	6.7 時間	6.4 時間	8.6 分	0 分	2.4 点

96 %

睡眠ダイアリー

あなたの1週間の睡眠パターンと日中の支障について記録をつけてみてくださ

↓ 就寝時刻（寝床に入った時刻）　■ 夜、寝ていた時間
↑ 起床時刻（寝床から出た時刻）　├─┤ 昼寝・うたた寝
(朝)(昼)(晩)：食事　● ☆ 服用薬種類（1錠）　♨

お名前：＿＿＿＿＿＿＿＿　現在服用中の薬（すべて記入）＿＿＿＿＿＿

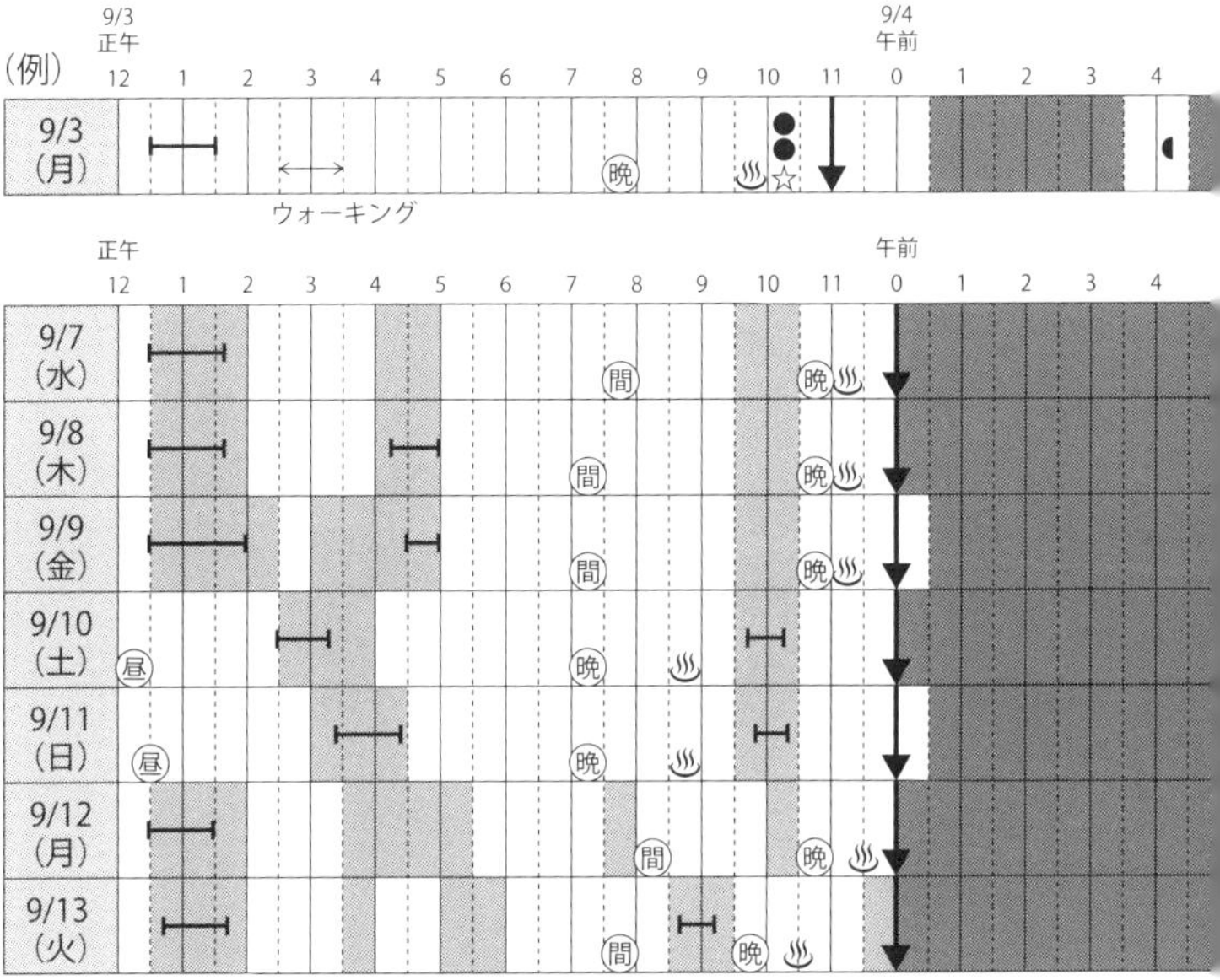

$$\text{睡眠効率} = \frac{\text{1週間の平均睡眠時間}}{\text{1週間の平均臥床時間}} = \frac{6.4}{6.7} \times 1$$

「睡眠ダイアリーの変化を見ただけで、種井さんがこれまでの生活習慣と睡眠習慣を徹底して見直したことがわかるね。もう、これで診察終わりにしてもいいくらいだ」

バカなことを言ってはいけない。こっちは話したくて来てるんだ。

でもそれだけよくなっているってことなんだろう。悪い気はしない。

何を変えたか

「この1ヵ月間、どんなことに挑戦してきたか教えてくれる？」

「はい。まず、0時に寝て、5時半に起きるというやつですが、かつどーなっつって帰宅後の生活を見える化したことで、比較的スムーズにできました。それと、途中から、起きる時間を30分延ばしても大丈夫なことに気づいたんです。そうしたら、4時間半睡眠だったときに比べて、朝、起きやすくなりました」

「おお！　それで？」

「午前中の眠さというか、だるさみたいなものも減って、午前中に集中して仕事ができるようになってきました」

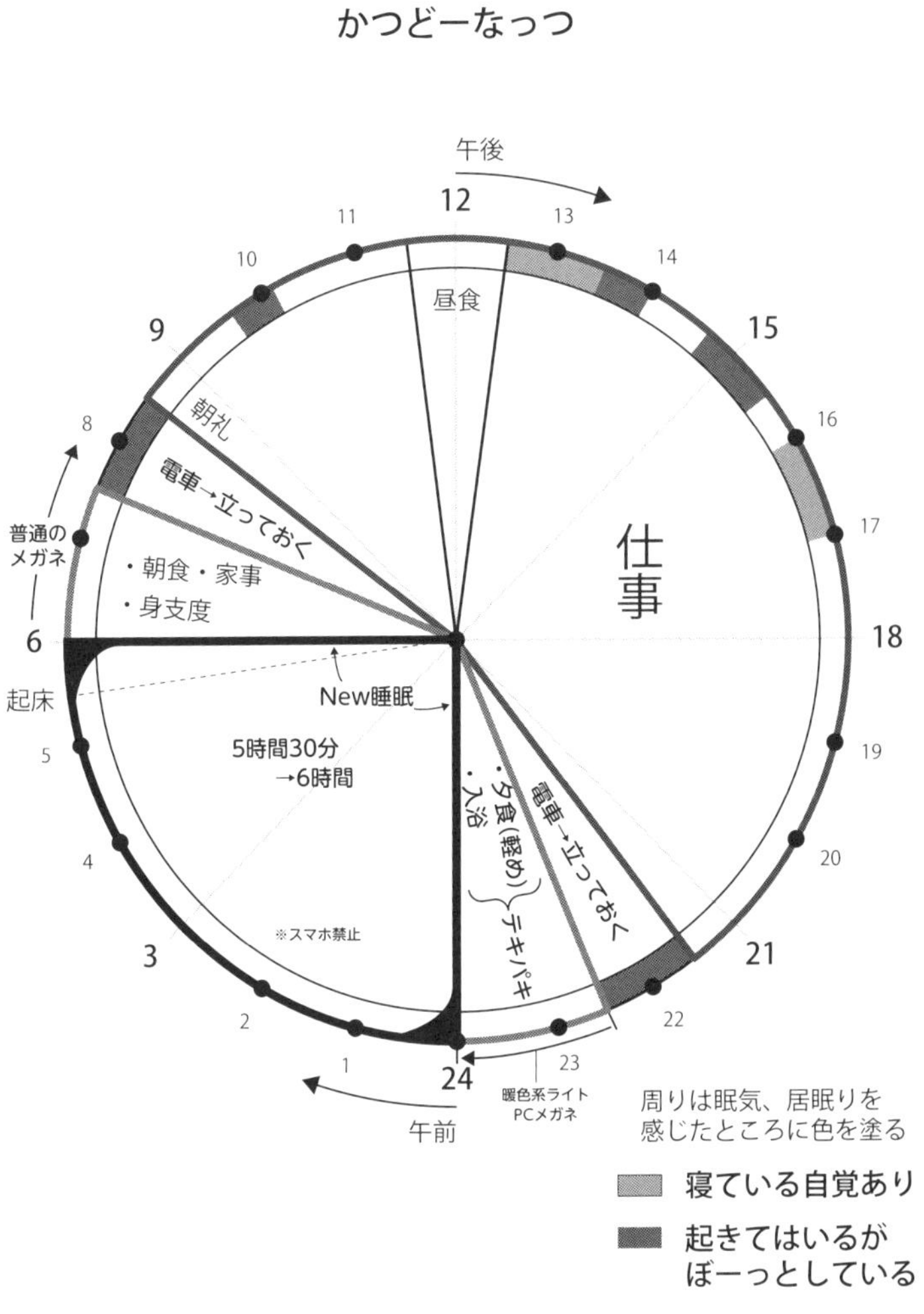
かつどーなっつ
午後
12
11
13
10
14
9
15
16
8
17
18
19
20
21
22
23
24
1
2
3
4
5
6
午前
昼食
朝礼
電車→立っておく
・朝食・家事
・身支度
仕事
普通のメガネ
起床
New睡眠
5時間30分
→6時間
※スマホ禁止
・夕食(軽め)
・入浴
テキパキ
電車→立っておく
暖色系ライト
PCメガネ
周りは眠気、居眠りを
感じたところに色を塗る
寝ている自覚あり
起きてはいるが
ぼーっとしている

「わお。それから？」

「昼ころはまだ、居眠りしてしまうことはありますが、それもだいぶ減った気がします。何より、寝るために残業を意識的に減らしていますが、仕事の効率が上がったような……」

「うんうん。からの？」

「か、からの？　えーっと、以前は納期ぎりぎりの自転車操業だったのが、納期までに提出できるものがほとんどになりました」

「ほほぉ。ゆえに？」

「ゆえに……上司や同僚も私の変化に驚いています」

「すばらしい！　自分だけじゃなく、まわりから見てもわかるくらい変わったんだね」

そうか。たしかに、自分では変わった気がしてたけど、他人が見てもわかるくらいの大きな変化が起きているってことなんだ。たしかに、村木部長もどうしたら急にそんなに変われるんだ？　なんて驚いてたな。素直に私ってすごいのかも。

「私ってすごいって表情だね（笑）」

さすが平堂先生。すべてお見通し。

「あとは、前回の記録には出てこなかった、☀と㊐のマークとが書いてあるけど。これは？」

「朝は、なるべく光を浴びたほうがいいって友人から言われたので。平日はどうしても15分くらいしかできないので、休日は30分以上浴びるように意識してみました」

「グッド！　グッド！　㊐は？」

「これは、間食って意味です。じつはここには書いていないんですけど、食事のとり方も変えてるんです。寝る直前にたくさん食べるのをやめられないかと思って。それで、19時くらいに、惣菜パンとかおにぎりとかを食べるようにして、帰ってからはサラダ系にしたんです」

「そうなんだね！　それは食事のとり方も質のいい睡眠には重要だからね。しかし、よく気づいたね」

そう言われて、私だけでなく、のんちゃんのことも褒《ほ》めてくれているような気がして、とても誇らしい気持ちになった。

私には、睡眠研究者ののんちゃんがついている。平堂先生とのんちゃんが、私を支えてくれている。そう思うと心強かった。

がんばりすぎていないか？

「ただ、これだけ大きく変化すると、ちょっと心配なこともあるんだ」

「そうなんですか？」

「うん。それは、いい結果を出そうとしてがんばりすぎていないかどうか。フルマラソンに出場したときに、テレビカメラ見てテンション上がって、スタートダッシュで思いっきり走って注目されたはいいものの、結局、完走できずに棄権しちゃうみたいな感じ。目標はあくまで完走することだったのに」

なるほど。長距離走なのに、短距離走のイメージでやってはいけないってことか。

たしかに、次回までの診察までがんばろうと無理していたところはあったかもしれない。

「そういう意味で、今回の取り組みを見てみると、どうだろう。がんばりすぎたところはない？」

「そう言われると、何がなんでも0時にはベッドに入ろうと意識しすぎたきらいはあります。でも、習慣になったからなのか、最近ではあまり苦痛を感じていません。それよりも、仕事の効率が上がったことがうれしいです」

「それは、よかった。睡眠の調整に命をかけすぎて、人生がつまらなくなってしまうようでは意味がないからね。負担を強く感じてなくて、かつ改善によるメリットも感じているんだったら、このまま続けていこう」

「はい！」

「他に気づいたことはある？」

「他には特に」

「僕はすごいことに気づいたよ。休日の起床時刻が以前よりも早くなっていること」

「そう言われてみると、そうですね。今まで、お昼近くまで寝ていましたけど、最近は8時とかには自然と目が覚めるようになりました」

「つまり、寝だめできなくなったってこと？」

「そうですね。ためられなくなりましたね。なんでだろう？」

「じつはね。寝だめの正体は睡眠負債の返済なんだ。だから、平日に1日1・5時間、

5日で7・5時間も返済したもんだから、休日にまとめて返済する分が減ったってこと」

そうか。だから、休日も自然と目が覚めるし、まだ寝ていたいという気持ちも減ったのか。返済方法を工夫するだけで、こんなに違うってことなんだと妙に納得した。

「睡魔に襲わせましょう」!?

「ここ1週間の平均睡眠時間が6時間20分くらい。前回が6時間だから20分延びたね。20分しか違わないのに、ここまで生活に変化が出てる。どう思う?」

「そう考えると、不思議です。なんでですか?」

「じつはね、似たような睡眠時間を確保しても、**平日と休日の睡眠時間の差が大きい人は、身体の睡眠覚醒リズムが崩れてしまう**んだ。だから、毎日規則正しく眠っているほうが、睡眠の質はよくなるって言えるんだよ。つまり、種井さんの睡眠は徐々に規則正しくなってきているってことだね」

「へえ」

「相変わらず他人事だね（笑）」

「いえいえ。実感しているんですよ（笑）。毎回、知らないことを教えてもらえて、とても考えさせられます」

「欲を言えば、**平日と休日の起床時刻の差が2時間未満になるのが理想**。その点、種井さんはまだ2時間程度の差があるから、平日の睡眠時間がもう少し確保できると、もっと日中のパフォーマンスが上がると思うよ」

「そうなんですね。でも、生活面での工夫となると、今はこれが精いっぱいで……」

「そこだね。理想と現実の折り合いをどこでつけるか、いい塩梅《あんばい》にしたいよねぇ」

いい塩梅、か。本当にそうだな。

仕事の充実、私生活の充実、睡眠の確保。すべてを100％でというのは、そもそも無理なんだ。

私は人生をどのように生きたいのか。そこをベースに塩梅を決めていくことになるんだろうな。

「……種井さん？」

「ああ、すみません。本当にそうだなぁと思って考えてました。現状では、上司や同僚も驚くくらい、仕事のパフォーマンスは上がってますし、休日も午前中に起きられるので、充実してきました。だから、今は、この生活を崩さないように、意識的に続けていこうかなって思ってます」

「オーケー。じゃあそうしましょう。『意識的に』から『当たり前に』を目標にしよう」

「……すみません、ちょっとよくわからなかったです。当たり前にするって……」

「むかしの生活習慣を意識して、今の習慣に変えたことで、いろんないい面が見えてきたよね。だから、今度は、**今の習慣が当たり前に、自然とできるようになることを目標にしよう**ってこと」

なんだ、そういうことか。格言っぽく言うから変に身構えてしまった。

「ただし、それとは別に、１つ提案があるんだけど、聞く？　やめとく？」

もったいぶった言い方だな。ものすごく知りたい。

「もちろん、聞きます」

「よし。では心して聞いてください」

「はい」

「睡魔に襲わせましょう」

「はい？」

「す・い・ま・に・お・そ・わ・せ・ま・しょ・う」

「ちゃんと聞こえてますよ（笑）。そうじゃなくって、襲わせるってどういうことですか？」

「睡眠ダイアリーを見ると、ぼーっとする時間は全体的に減ってはいるものの、まだ、お昼過ぎの寝落ちは残っているよね」

「はい」

「寝落ちしてしまうまでの状況を詳しく教えてくれる？」

「えっと、同僚と食堂で昼食を食べた後、給湯室でコーヒーを入れて、デスクに戻ります。仕事に取りかかって、キーボードをたたいているんですが、だんだん目の前の文字がぼやけてきて……気づいたら……って感じです」

「お昼を食べ終わってデスクに戻るのは何時ごろ？」

「12時30分くらいです」

「仕事に取りかかってから、だいたい何分くらい経過した時点で目の前がぼやけてくるか思い出せる？」

「たぶん30分から1時間くらい後だと思います」

「ちなみに入れたコーヒーはぐいっと飲む派？　それともちびちび飲む派？」

「ちびちび飲む派です（笑）。関係あるんですか？」

「もちろん！　そうすると、睡魔がデスクの陰から襲ってくるのがだいたい1時から1時30分くらいってことになる。いったん襲われると、少なくとも30分以上は、なすすべなく、睡魔の手の中だね」

治療の一環の居眠り

睡眠ダイアリーを確認しながら、平堂先生は話を続ける。

「では本題に。種井さんは、いつもその時間帯に寝落ちしているってことは、睡魔は種井さんが昼食で席を立った後、ひっそりとデスクに身を潜《ひそ》めて待ち構えているわけだ。種井さんが席に戻ると襲うタイミングを見計らって……グサッ！　ガクンって感じだね」

平堂先生は、身振り手振りを交えながら、楽しそうに説明を続けている。

「もう睡魔の行動は、こちらには手に取るようにわかっているので、種井さん。ここからが重要です。睡魔の存在に気づいていないように振る舞いながら、**デスクに戻った後、すぐにデスクに突っぷして眠いふりをしてください**。そうすると、睡魔は『しめしめ』と言って背後から槍をグサッ！　名づけて、睡魔どっきり大作戦！　どう？」

「どう……と言われても。なんだか楽しそうな作戦だなぁと」

「でしょ！　睡魔にどっきりを仕掛けるわけだから、こちらがぐっすり寝てしまっては意味がない。そこで、必須アイテムのコーヒーを使おう」

「ああ、なるほど」

なるほどといった自分に驚く。いつの間にか平堂劇場のとりこだ。

「**コーヒーは、仮死状態をつくってくれる**。つまり、リアルな死んだふりってところかな。15分くらい後に仮死状態が解けるアイテムなんだよ」

「へえ。そうなんですか！」

「そう。ただし、**アッラームの呪文《じゅもん》がないと解けない**」

「アッラーム？　人ですか？」

「いやいや、携帯のアラーム（笑）」

話に引きこまれて、携帯を人名だと誤解した自分に、思わず吹き出してしまった。

「つまり、デスクに戻ったら、コーヒーを飲んで、アラームを設定し、デスクに突っぷして仮眠をとるってことですね」

「ザッツライト！　コーヒーはちょっとだけ飲んでも仮死状態は解けないから気をつけてね」

「ぐいっと飲む派（笑）」

「イグザクトリーでございます」

白い歯をのぞかせながら、楽しそうにしている平堂先生を見ていると、悩んできているのに、なんとかなりそうだと思えてがんばる気持ちが出てくる。そして、実践するのがたいへんそうなことでも、なんだかおもしろそうなチャレンジに思えてくるし、簡単にできそうな気がしてくる。

「1つだけ注意点。その方法は、**15時以降にやると、自分にダメージを残す**から、絶対に使わないこと」

なにそれ？　急に怖い話になった。平堂先生が『笑ゥせぇるすまん』の喪《も》黒《ぐろ》福《ふく》造《ぞう》に思えてきた。

「できそう？」

「あ、はい。ただ……」

「ただ？」

「机に突っぷすと、まわりの目が気になります。進んで寝にいく感じがして」

「うん、そう。皆さんそのことを気にするね」

「はい。これまでも、居眠りしているって指摘されてきたので」

「なるほど。むかしも居眠りで、これからも居眠りで怒られるってことだね」

この言葉にハッとした。そうだ。結局、居眠りしてしまうんだったら、計画的に居眠りしているほうが心に余裕が生まれるかもしれない。しかも、職場の人は、私が居眠りする人だってわかっているんだから、上司に相談すれば、まわりの理解を得られるかもしれない。

「できそう？」

もう一度聞かれて、ふと顔を上げると、平堂先生がにこにこしている。

「はい。やってみます。一応、上司にも相談して、治療の一環だと言います」

「それは名案だね。『平堂が絶対やれって。医者の言うことは絶対だって言うんです』って言えば、上司もわかってくれそうだね」

「そこまで言わなくてもわかってくれると思いますが、難色示されたら、そう言います。睡魔に襲われるんじゃない、襲わせるんだっ！　っていうのもつけ加えます」

「その部分だけ切り取ると、頭のおかしな医者みたいじゃない（笑）。でも、そこまで強気で言ったらオーケーしてくれるかもね。よし、そのフレーズも言っちゃおう」

「わかりました」

「では、また次回。これまでやってきた方法は、このまま継続すること。加えて、昼食後は計画的な仮眠をとることを試してみてどうなったかを教えてね。忘れないうちに、かつどーなっつにつけ加えておきましょう」

1日の時間の使い方、工夫のオプション

新しい睡眠ダイアリーを受け取り、診察室を出た。

受付で呼ばれるまでの間に、さっそくかつどーなっつに記録していく。そういえば、平堂先生はもう少し夜間の睡眠時間を延ばすことをすすめてきたな。あのときは、毎日1時間くらい就寝時刻を早めるのかと思って拒否ったけど、平日に1日15分延ばせば、1週間で＋75分。

30分延ばせば＋150分も睡眠負債が解消できるってことか。それくらいなら生活の工夫次第でなんとかなるかも。

そう思った私は、1日の時間の使い方を思い返してみた。

お風呂に入っている時間を短縮してみようか。音楽聴《き》いたり、ユーチューブ見ているから長くなるのかもしれない。でも、お風呂の時間がいちばんのストレス解消だから、それを減らすのはなぁ。

——いい結果を出そうとしてがんばりすぎていないか——

ふと、平堂先生の言葉が脳裏に浮かんだ。そうか。これもがんばりすぎている1つだな。とりあえず、これはオプションとしておこう。

お風呂に入る時間が短縮できるものかどうか観察することから始めよう。ダメでもオプションだから気にすることはないしな。

かつどーなっつ

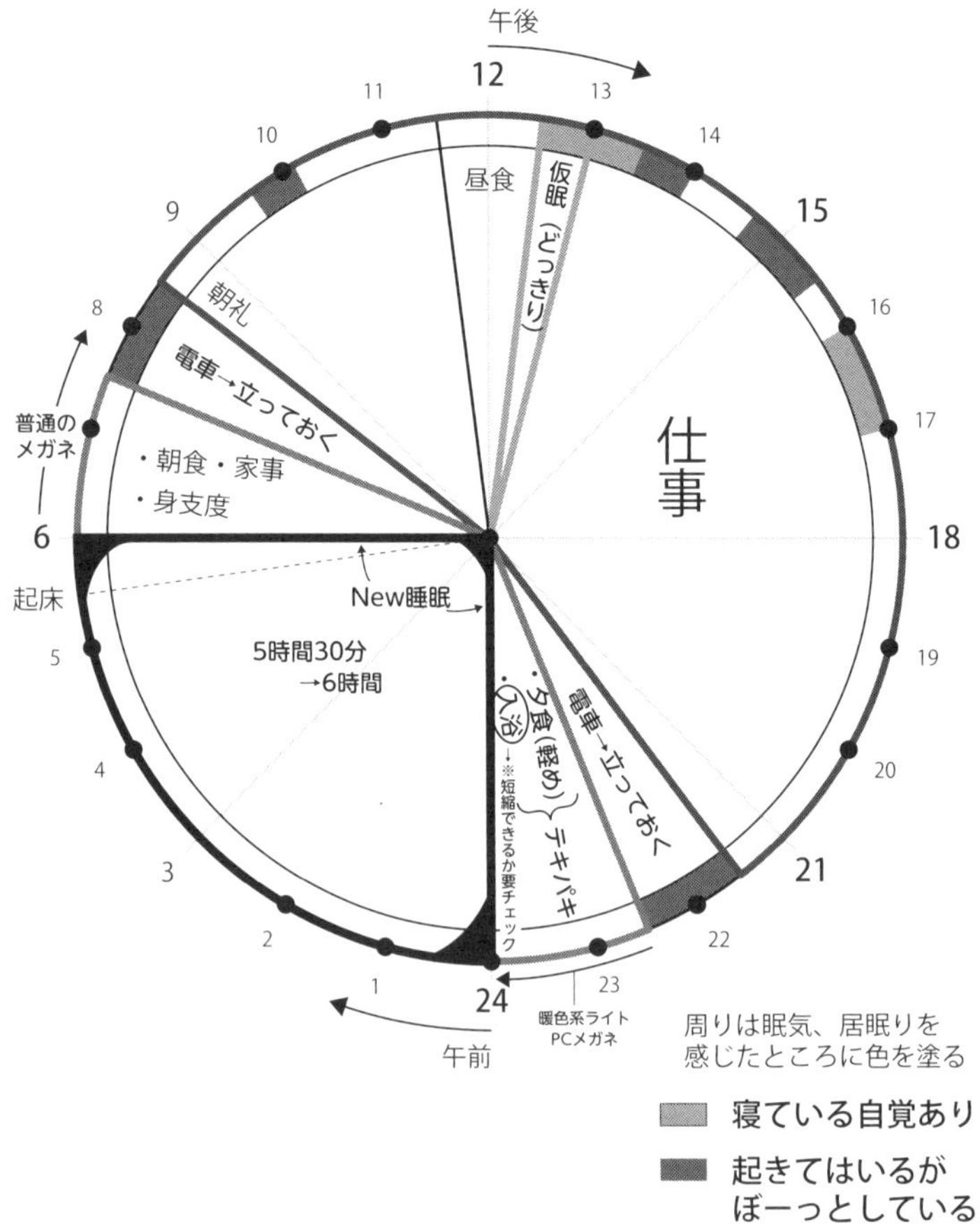
午後
12
13
14
15
16
17
18
19
20
21
22
23
24
1
2
3
4
5
6
8
9
10
11
午前
昼食
仮眠（どっきり）
仕事
朝礼
電車→立っておく
・朝食・家事
・身支度
普通のメガネ
起床
New睡眠
5時間30分
→6時間
・夕食（軽め）
・入浴
テキパキ
→※短縮できるか要チェック
電車→立っておく
暖色系ライト
PCメガネ
周りは眠気、居眠りを
感じたところに色を塗る
寝ている自覚あり
起きてはいるが
ぼーっとしている

かつどーなっつには、12時30分に「仮眠（どっきり）」を追加し、入浴時間のところには「※短縮できるか要チェック」と書き入れて、クリニックを後にした。

いつもどおり、のんちゃんにメールしようと思ってスマホをカバンから取り出すと、LINEメッセージが届いていた。のんちゃんからだ。

〈今日の診察はどうだった？　じつは、昨日、平堂先生の講演を聞いてきたんだ。あいかわらず軽快なトークで楽しかった。睡眠不足に関する新しい発見もあって、勉強にもなった〉

そういえば平堂先生は、睡眠不足研究の権威って言ってたな。私からすると、明るくて、ちゃめっけのあるおっちゃんなんだけど。権威を感じさせないところが、権威たるゆえんなんだろうなぁ。

〈さっき、終わったところ。相変わらず明るいおっちゃんだった（笑）〉

〈そこがすごいところだよね。で、どうだった？〉

〈睡魔に襲われるんじゃなくって、襲わせようってことになった（笑）〉

〈昼間の眠気のこと？〉

〈そう。睡魔どっきり大作戦だって〉

〈何それ（笑）まったく想像ができない。ウケる〉

〈でしょ！〉

それから、診察室で話したことと、次までにやることを伝えた。すると、

〈なるほど～。伝え方、勉強になるわー。りな、睡眠負債を抱えてくれてありがとう〉

〈何それ！〉

自分の悩みを話して感謝されるなんて思ってもみなかった。むしろ、感謝しているのはこっちのほうなのに。こんな私でも人の役に立つのかと思ったら、胸のあたりがきゅっとなり、目頭が熱くなった。

〈ところで、りなって、身体で痛いところとかなかったっけ？〉

〈えっ？　むかしから腰は痛いけど〉

〈最近、腰痛のほうはどう？〉

〈そう言われると、少し軽くなった気がする。どうしてわかったの？〉

〈ふふふ。内緒。詳しくはメールで送るね♡〉

もったいぶるところは、平堂先生と同じだ。研究者というのはそういうものなのか

な。

　会社の最寄り駅で、電車を降りる。今日は、職場の親睦会《しんぼくかい》なのだ。

食事のとり方で睡眠も一変

「種井、どうした？」

　振り向くと、顔は赤くなり、充血した目の村木部長がこちらを見ていた。

「何がですか？」

「食事も進んでないし、いつもよりも飲んでないんじゃないか？　身体《からだ》の調子でも悪いのか？」

　ちっ。面倒な質問をしてきた。隣に座っていたまっつんも、こちらに顔を向けた。

「ホントですね。りな、どうした？」

「別に、体調が悪いわけではないです」

「ウソ言え！　食べて飲んでができない!?　さては種井、おまえ、通風だな！」

「あっはっはっ！　絶対そうだ！　部長、冴《さ》えてる！」

本当にゲスな奴らだと思う。一生、人の気持ちなんてわからないんだろう。ただ、村木部長やまっつんのおかげで、寝ることの大切さを知ったのも事実だし、感謝もしている。現状報告もかねて話してやるか。

「いや、体調は悪くないんです。今、睡眠を整えるために、食事のとり方に気をつけていて」

「なんだ。睡眠と食事は関係があるのか？」

私は、平堂先生とのんちゃんから教えてもらった親子時計のこと、食事と眠りの関係について一通り話した。

すると、いつの間にか、まわりで騒いでいた同僚も、こちらの話を聞いていた。結構、みんな睡眠に悩んでいるのかもしれない。

「食事のとり方だけで、睡眠って変わるのかぁ。たしかに、最近のりなは、明らかに変わったもんな」

まっつん、いいこと言う。もっと言え。

「居眠りしていることも減ったし、表情もよくなった」

「たしかに、松原の言うとおりだ。美人になった」

「ホントですか！」

「おう。目が2倍大きくなったぞ！」

「あっはっはっ！　たしかに2倍になった！」

それは、今まで眠い目をしていたから、半目《はんめ》だったたってだけだろ！　殺意を覚えながらも、一瞬だけでもどきっとした自分に腹が立った。

「まあ冗談は置いといて、自分の問題を放置せずに、向き合う姿勢はとても大事だ。その調子でがんばるんだぞ！　よし、種井の前途を祝して、かんぱーい!!」


飲み屋を出た後、まっつんにそっと声をかけた。

「ごめん。今日はこれで帰る」

通常であれば、このまま2次会コースなのだが、ここで睡眠リズムを崩したくなかった私は、こっそり抜けることにしたのだ。

「わかった。部長にはうまく言っておくよ」

持つべきものはいい同僚だ。よくわからない握手を交わし、駅に向かった。

帰りの電車の中でメールをチェックすると、のんちゃんからメールが来ていた。

奥深い睡眠の話

のんちゃんからのEメール。

りなへ
今日も一日お疲れさま。社会的時差ぼけの影響、仮眠の効果、あと、睡眠不足と痛みについて、知っていることをまとめておきました。言われたことを着実に実践して、効果を出しているりなを、心から尊敬するよ。でも、リバウンドしないように、がんばりすぎないでね。

紀子より

＊＊＊

（１）社会的時差ぼけ

平日と休日の睡眠時間が大きくずれてしまうことを「社会的時差ぼけ」という。要するに、平日の睡眠負債を解消するための「休日の寝だめ」がその原因。ここ10年くらいで、社会的時差ぼけの研究（注８）が進んで、

・休日の寝だめによって、睡眠覚醒リズムが崩れてしまうこと（図５）
・そうなると、ブルーマンデー（憂うつな気分）が生じやすくなること
・疲労感や眠気が通常通りに戻るのに、３、４日かかること（図６・７）

が明らかにされている。要するに、平日の半分は、調子が上がらないから、仕事面で充実しない。休日は長く寝てしまうから、プライベートな時間も充実しない可能性が高い。

図５　休日の寝だめと眠気物質メラトニンの関係

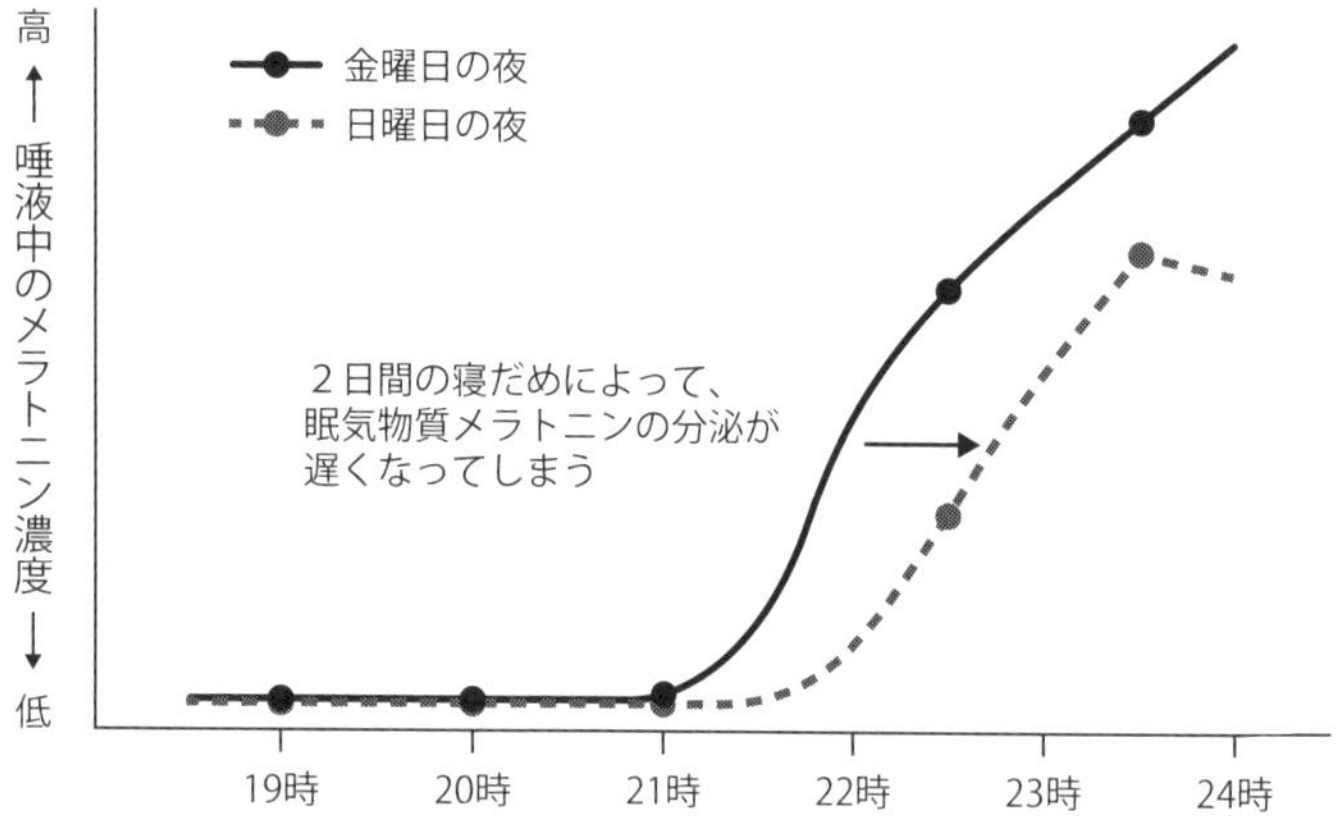

図6　休日の寝だめによる日中の眠気の残り方

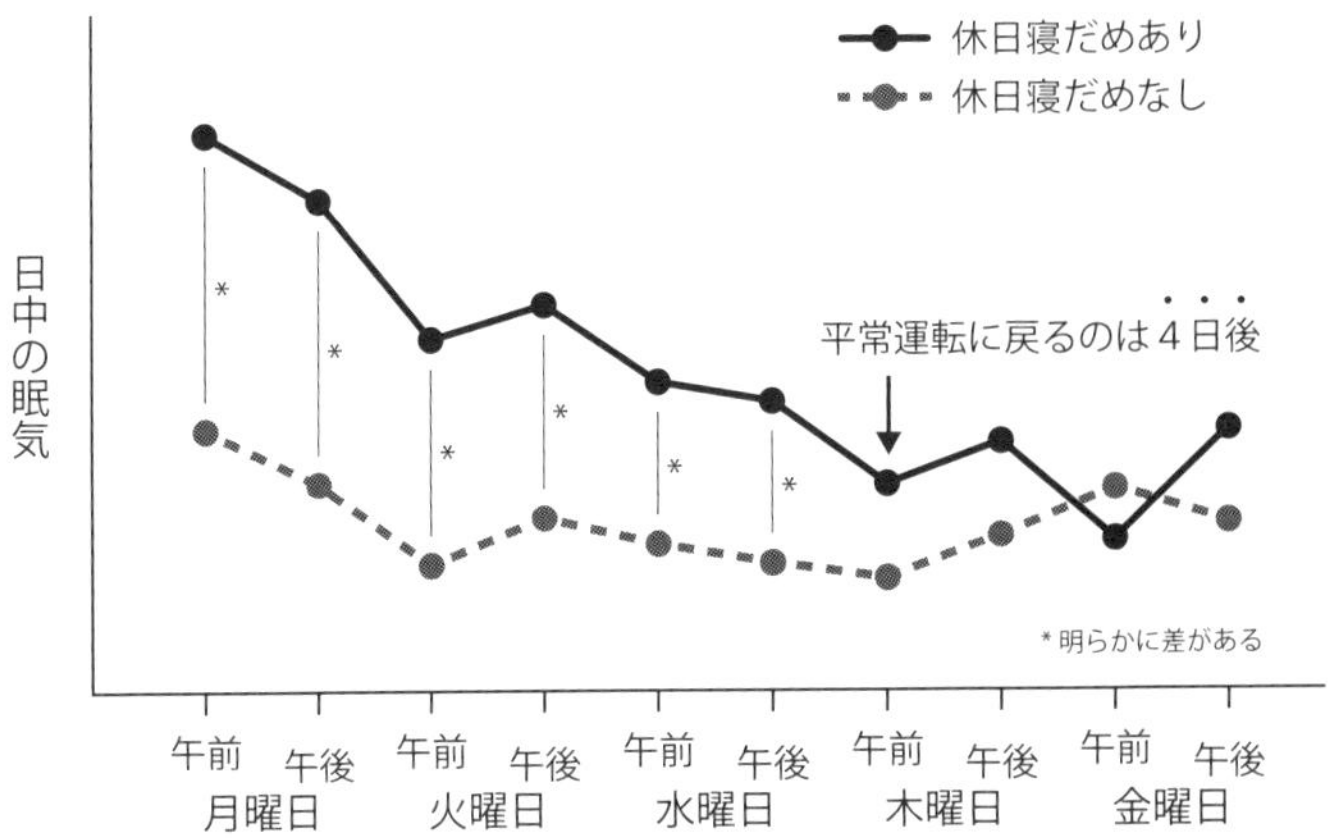

図７　休日の寝だめによる日中の疲労感の残り方

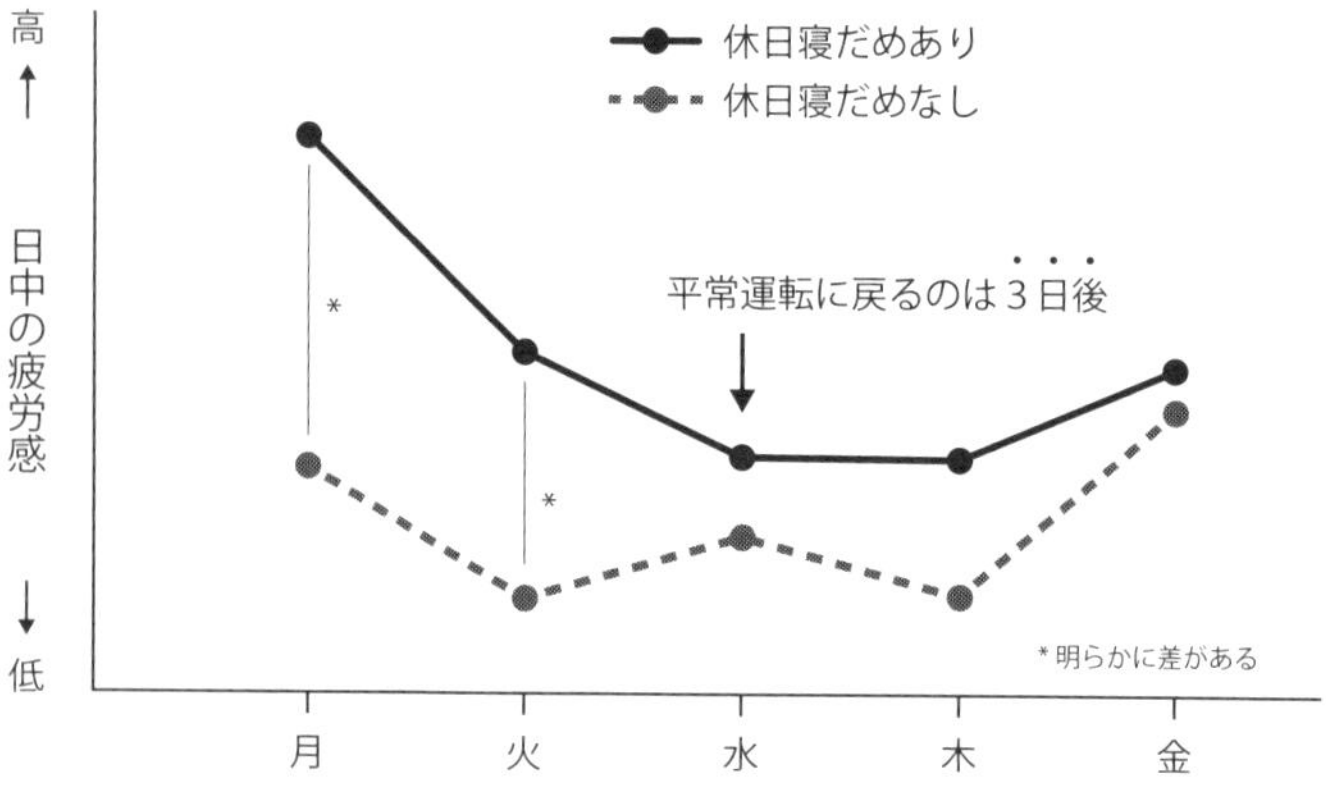

（2）仮眠の効果

前回のメールで、「居眠りしない理由」について書いたから、混乱させちゃうかも。順序で言うと、まずは居眠りしないことが最優先課題。ただ、そうすると、日中のパフォーマンスが落ちてしまう場合は、賢く仮眠をとることが有効。

クレバーナップとかパワーナップって呼んでいる先生もいるけど、単に仮眠（ナップ）をとればいいわけではなくて、賢く（クレバーに）とることが大事で、夜の睡眠を妨害しないようにすること。

そのためには、次のルールを守ること。

・午後3時までに
・15分程度の仮眠をとる

このルールを守ると、眠気だけ飛ばすことができる。

20分以上寝てしまうと、深い睡眠が出てしまう。そうなると、起きてもしばらくの間、眠くてぼーっとしてしまう現象が起こってしまう。

これは「**睡眠慣性**」って呼ばれているの。電車に乗っていて、急停車すると進行方向に身体が動いてしまうのは、「慣性の法則」が理由だけど、睡眠慣性も同じ。

深い睡眠段階で起きると、起きても眠気が続いてしまうんだって。しかも、睡眠欲求が低下しちゃうから、夜の睡眠の質が低下してしまう。午後3時以降の仮眠はどんなものでも、夜の睡眠の質を低下させてしまうので、これもＮＧ。


睡眠慣性を起こさないように、15分以内に起きるクレバーな方法は次のとおり。

・仮眠の直前に、カフェイン入り飲料をぐっと飲む
・アラームをセットする（バイブレーション付きを利用）
・机に突っぷす（横にならない）

カフェインは、摂取後15分経ったくらいで作用してくるから、目覚めやすくなる効果がある。ただ、睡眠負債がたまっているとそれだけでは目覚めにくいので、アラームなどを設定しておくといいと思う。

横になると、ぐっすり寝てしまうので、**楽な姿勢で寝ないことも重要**。

(3) 睡眠不足と痛み（補足的な内容だから読み飛ばしてもいいよ）

最近の研究から、**睡眠不足になると、痛みに耐えられる限界点が下がる**みたい（注9）。

これは、徐々に温度を上げていって、痛いと感じるレベルの温度を比較するっていう単純な実験なんだけど、睡眠不足のときは、そうじゃないときに比べて、この痛みを感じるレベルが下がるんだって。

慢性疼痛《とうつう》に悩んでいる人の睡眠を改善すると、痛みも緩和《かんわ》するっていう研究（注10）もあるから、りなの腰痛が緩和したのも納得ってわけ。ただ、この分野の研究は始まったばかりだから、もう少し研究報告が増えたら、最新情報を教えるね。

睡眠って、じつは奥の深いものなんだと思う。平堂先生やのんちゃんから聞く話は、どれもまったく知らなかったことだけど、知っていて損はしない話だ。

人のために役立つ仕事ってすごいな。私の仕事も誰かの役に立っているんだろうか。
ふと、Mr. Children の「彩り」が聴きたくなった。

注8：Taylor A et al.: Sleeping-in on the weekend delays circadian phase and increases sleepiness the following week. *Sleep Biol Rhythms* 6: 172-179, 2008
注9：Krause AJ et al.: The pain of sleep loss: A brain characterization in humans. *J. Neurosci.* 39:2291-2300, 2019
注10：Tan EPG et al.: Efficacy of cognitive behavioural therapy for patients with chronic pain in Singapore. *Ann. Acad. Med. Singap.* 38:952-959, 2009

ステップ5　眠っていた能力がいっきに覚醒

大いなる変化！

ジリリリリ。6時。猫のように大きく伸びをしてから寝床から出る。

いつものようにテレビをつける。昨日、母がつくり置きしてくれた豆腐ハンバーグを電子レンジで温め、豚汁が入った鍋を火にかける。ご飯をよそり、冷蔵庫から昨晩の残りもののサラダ、納豆とたくあんを取り出して食卓へ。

食べ終えた食器を流し台に置き、身支度を始める。最近はお肌の調子がいいせいか、化粧ののりがいい。髪型はうまく決まらないけど、ま、いっかとあきらめることにした。

彼氏はまだできないけど、いい人がいたらそのとき考えようと思えるようになった。今が充実しているのかもしれない。はたまた、心に余裕ができたのかもしれない。

それもこれもすべて睡眠負債を解消したおかげなのか。そんなことを考えながら、身支度を整えて家を出る。晴れている日はすがすがしい気持ちになる。並木通りは葉桜が風に揺れていた。

朝の中央線はいつもどおり、異常な混みよう。すし詰め状態の中でも、スマホを取り出し、最近はまっているゲームを始める。

いつもの社内朝礼。

「よう。おはよう。調子どう？」

まっつんがお決まりの挨拶で、後ろから声をかけてきた。社長のありがたいお話はすでに5分は続いている。

「最近は、俺が出社すると、すでに仕事を始めているし、日中もずっと集中力が途切れないよな」

「うん。おかげさまで自分でも調子がいいと思う」

「やっぱりな。じつは、昨日、村木部長と飲みに行ったんだけど、そこでも、りなの話になってさ。部長はずっと驚いてたよ。人って、短期間でここまで変われるのかって」

嫌な気分はしない。自分でも驚きを隠せないでいるのは事実だ。今までは、自分の能力はこれくらいだと思っていたけど、「眠りサポート・クリニック」に通うようになってから、どんどん調子が上がってくる自分に驚いたもんだ。

以前は、自分にはできないと思っていたことも、なんとかなるだろうと思えるようになったし、実際にやってみると意外とできることもわかった。

いつのまにか、自分の限界を勝手に決めて、あきらめていたんだなぁと思う。もしかしたら、能力に限界なんてないのかもしれないとさえ思えてくる。

「……であるからして、皆さんもインフルエンザには十分に気をつけながら仕事をしてください」

「剣持社長、ありがとうございました。それでは、昨年度下半期MVPの発表と表彰に移りたいと思います。毎度ではありますが、一応説明いたしますと、この賞は、業績はもちろんのこと、欠勤率の低さ、残業時間の少なさ、顧客満足度などを総合して決められます。それでは、村木部長、発表をよろしくお願いします」

「ごほん。それでは発表します。下半期MVPは、種井りなさんです」

まさか自分の名前が呼ばれるとは思ってもみなかったので、一瞬何が起きたのかわからなかった。

私が？　本当に？　横を向くとまっつんが笑顔で手をたたき、早く行けと背中を押してきた。

「種井さん、おめでとうございます！　では、表彰いたしますので前に出てきてください。剣持社長、よろしくお願いします」

「種井りな殿

あなたは、下半期において、無遅刻、無早退、病欠なしに加え、残業時間が月40時間と少なかったことは、評価に値します。加えて納期の遅れやミスも少なく、顧客満足度も非常に高く評価されていました。その功績をたたえ、ここに表彰します」

今日で卒業

「種井さん、３番の診察室へどうぞ」

ドアを開けると、相変わらず、やさしい笑顔の平堂先生がいた。

６ヵ月ぶりの診察だ。

10月の診察で、いつもどおり状況報告をしたところ、睡眠状態の改善と日中の生活状況を確認され、平堂先生から治療の終わりを告げられたのだ。

正直、そのときは、まだひとりでがんばれる自信がなかった。

そのことを伝えると、平堂先生は、6ヵ月後にもう一度、状態を確認してから判断しましょうと言ってくれた。

そして今日がその日なのだ。


「調子はどうだい？」

「はい、平日は7時間睡眠をキープしています。食事のとり方と光の浴び方も意識して過ごしています。休日はたまに寝過ごしてしまうこともありますが、それでも1時間以内の超過にとどまっています」


かつどーなっつと睡眠ダイアリーを見ながら、私の言うことに、にこにこうなずいている平堂先生。

かつどーなっつ

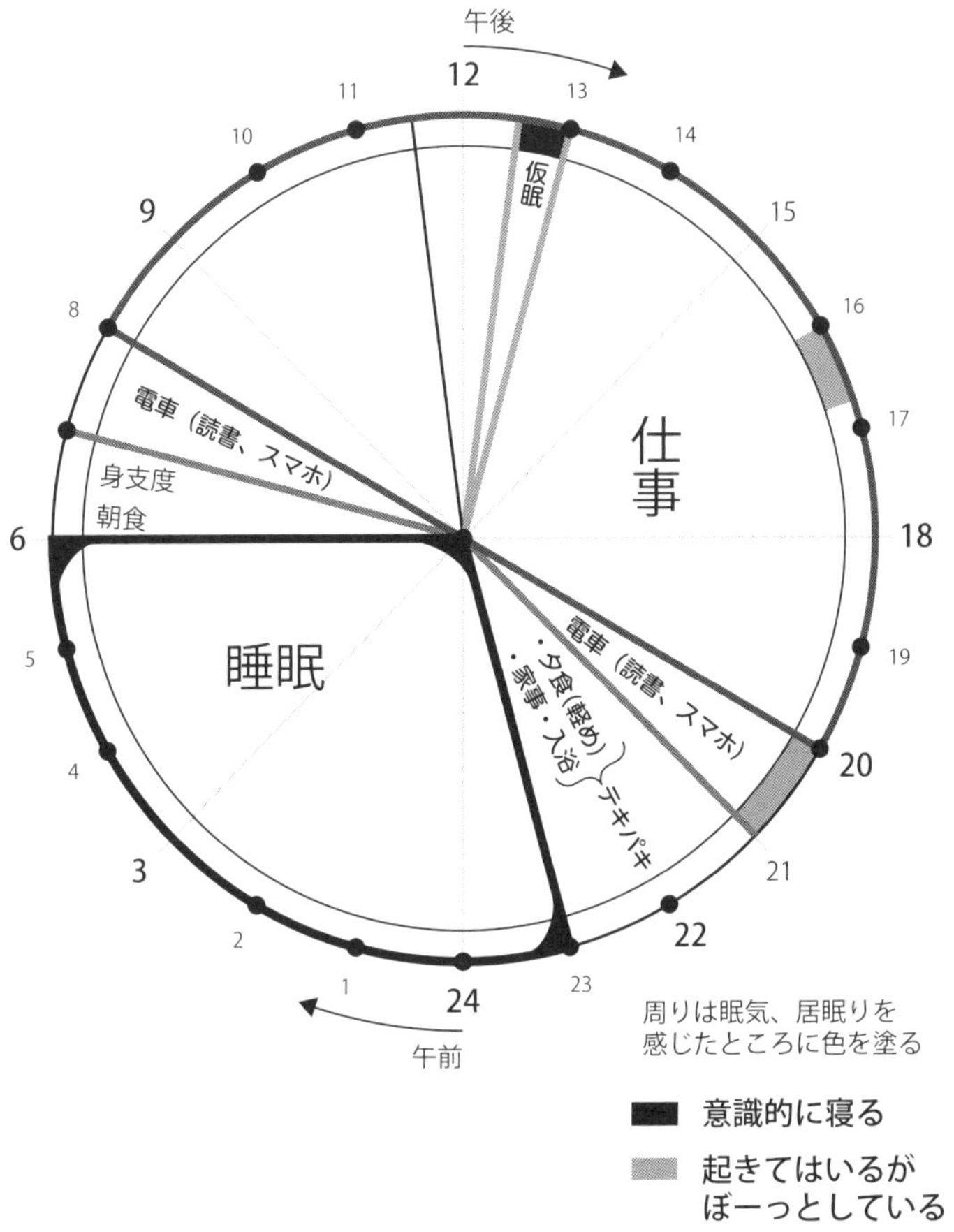
午後
12
13
14
15
16
17
18
19
20
21
22
23
24
1
2
3
4
5
6
8
9
10
11
仮眠
仕事
電車（読書、スマホ）
身支度
朝食
睡眠
電車（読書、スマホ）
・夕食（軽め）
・家事・入浴
テキパキ
午前
周りは眠気、居眠りを
感じたところに色を塗る
意識的に寝る
起きてはいるが
ぼーっとしている

識的に取り組んだことがあれば、書きこんでください。

感 0（まったくない）～3（まあまあ）～5（とても熟睡）
の支障 0（まったくない）～3（まあまあ）～5（とてもあった）

☀ 朝の光

8	9	10	11	12	服用量	熟睡感	臥床時間	睡眠時間	寝つけなかった時間 臥床直後	寝つけなかった時間 夜間	日中の支障
朝	☀			昼	3.5 錠	1 点	8 時間	4.5 時間	90 分	60 分	3 点

	8	9	10	11	12	服用量	熟睡感	臥床時間	睡眠時間	寝つけなかった時間 臥床直後	寝つけなかった時間 夜間	日中の支障
					昼	0	4	7	7	0	0	2
					昼	0	4	7	7	0	0	1
☀					昼	0	5	7.5	7.5	0	0	0
☀					昼	0	4	7	6.5	30	0	0
					昼	0	4	7	7	0	0	0
					昼	0	4	7	7	0	0	1
					昼	0	5	7	7	0	0	2
					1週間の平均値	0 錠	4.3 点	7.1 時間	7.0 時間	4 分	0 分	0.9 点

99 %

睡眠ダイアリー

あなたの1週間の睡眠パターンと日中の支障について記録をつけてみてください。

↓ 就寝時刻（寝床に入った時刻）
↑ 起床時刻（寝床から出た時刻）
朝 昼 晩：食事
夜、寝ていた時間
昼寝・うたた寝
● ☆ 服用薬種類（1錠）
♨ 入

お名前：＿＿＿＿＿＿＿＿　　現在服用中の薬（すべて記入）＿＿＿＿

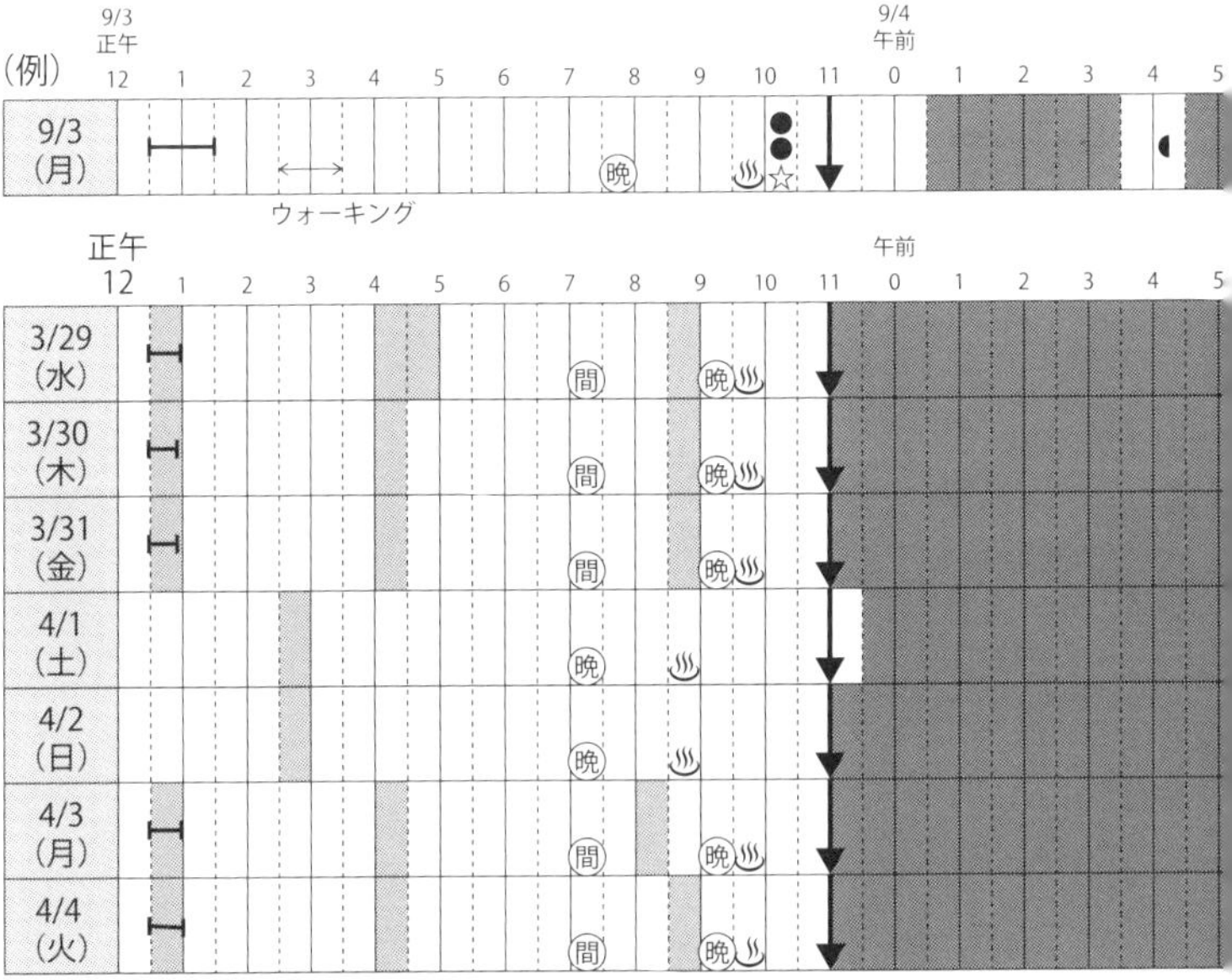

$$睡眠効率 = \frac{1週間の平均睡眠時間}{1週間の平均臥床時間} = \frac{7.0}{7.1} \times 1$$

「仕事面、プライベート面で変化はあった？」

「はい。じつは、今朝、会社で下半期MVPに選ばれまして」

「おぉ！　それはすごい！　おめでとう！」

「ありがとうございます。病欠もないですし、無遅刻で、業績もよかったみたいです」

「すごいじゃない！　苦労が報われたね」

その言葉を聞いて、熱いものがこみ上げてきた。

いけない。泣きそう。こらえなきゃ。

「……先生のおかげです」

「なにを言っているんですか。7月に通いはじめてから今日まで9ヵ月間、つまり、270日のうち、私たちが会って話をしたのは、今日をふくめてたったの5日だけ。しかも1回30分程度だよ。診察ではなく、種井さん自身が自分と向き合い、改善に向けて取り組んだ時間が、今の効果に表れたんだよ」

そう言われると、そんな気がしてきた。しかもこの9ヵ月間は、ひとりでやりこなしてきたんだ。少し自信がわいてきた。でも、ここまでがんばれたのは、平堂先生のおかげであることに変わりはない。そのことを伝えようと顔を上げると、手のひらを私に向けて目をつむる先生。

「私はきっかけを与えたにすぎないのだよ、クリリンくん」

にこっとほほえむ最長老の顔を見て、思わず吹き出してしまった。泣かせるのか笑わせるのか、どちらかにしてほしいものだ。

「本当に感謝しています。プライベートでもいいことがあって、むかしやっていたテニスを始めまして」

「そうなんだね。どう？」

「終わった後、**心も身体《からだ》もすっきりして、小さなことでくよくよ悩むことが減った気がします**」

「いいじゃない！　睡眠にもいい効果が出てるんじゃない？」

「そうなんです。そのことも意識して始めたんですが、**熟睡感が出る**ようになりました」

「いいこと尽くめじゃない！」

そして、6ヵ月間、記録をつけつづけた睡眠ダイアリー、現在のかつどーなっつを一緒に見ながら確認していった。

「オーケーだね！　実践も続けていられていて言うことなし。これからも、種井さん自身でなんとかできる太鼓判《たいこばん》だ。今日で卒業としましょう」

「はい。私も、自信がついてきました。人生を前向きに歩いていける気がします」

「それはよかった。では最後に一言、遺言を」

「遺言？　あ、はい。何ですか」

「一度きりの人生。後悔しないようにね」

「はい！」

自分を大切に！

診察を終え、のんちゃんにも御礼と報告をした。

〈今日で、平堂先生の診察を卒業することとなりました〉

すぐに既読になり、しばらくして長文の返信。

〈卒業おめでとう！　晴れて独り立ちだね。りなが元気になってくれて本当によかった。私もりなの質問に答える中で、いろいろと勉強できたし。たくさんの知恵を授かりました。ありがと。これからも自分を大切にしてね〉

自分を大切にしてね、か。本当にそうだな。自分のことをいちばんわかってあげられるのは自分しかない。平堂先生にはじめて会ったときに言われた言葉を思い出した。
——日中に強い眠気をもよおすのは身体のＳＯＳ。このまま進みつづけると危険だよって教えてくれているんだよ——

〈のんちゃんのサポートがなければここまで来られなかった。本当にありがとう。感謝感謝です。これからも、眠ることを人生の中心に置くことにするわ！〉
〈日々是《これ》修行じゃぞ、クリリン。亀仙人より〉

エピローグ　寝不足から解き放たれた世界

睡眠時間の「短さ」世界一でいいのか

——黄色と黒は勇気のしるし　24時間戦えますか——

1989年頃のテレビCMでよく流れていたこのフレーズ。「5時から男」というのもありました。どちらも当時の流行語大賞に選ばれています。まさにバブル経済（平成景気）を象徴するようなCMでした。

これらのCMをユーチューブで見ると、今でもがんばるぞって気持ちになる私がいます。どうしてだろうと考えてみると、睡眠時間を削ってまでがんばっている姿がかっこいいと美化された時代を長く過ごしてきたからじゃないかと思うのです。

寝不足自慢もしたことがありますし、そんな自分がかっこいいとさえ思った大学生時代もありました。

あのCM放送から30年が過ぎ、2017年には「睡眠負債」が流行語大賞に選ばれました。健康寿命という言葉も使われ、健康志向が高まっている時代に入ったのです。

科学の分野でも、30年の間に、睡眠不足や睡眠負債に関するたくさんの研究が報告され、これらが心と身体《からだ》に多大な影響を与えることが明らかになってきました。

長寿国でもある日本の睡眠時間は世界1位です。睡眠時間の「短さ」世界1位です。国際比較した結果では、日本と韓国がダントツなのですが、両者の順位はたまに入れ替わります。いわば海王星《かいおうせい》と冥王星《めいおうせい》の日心距離（太陽との距離。ときおり逆転が起きる）の関係のようなものですね。

でも、私はふと思うのです。人間は進化する動物。そうであるならば、現代社会に対応するため、睡眠時間が短くなっても適応できるように進化してきているのではないだろうか、と。

さまざまな研究を調べてみた結果、この予想は外れました。たとえば、現代人を縄文時代の暮らしの環境に置くと、睡眠時間が延びるのです（注11）。

これはつまり、現代社会の発展のスピードが速すぎて、人間の身体が追いついていけないのかもしれません。もしくは、すべての生物が眠ることからも、**睡眠は削ってはいけないもの**なのかもしれません。

ずっと先の未来には、短時間睡眠でも適応できる時代が来るのかもしれませんが、今の私たちは睡眠時間を確保しなくてはならないのです。

とはいっても、活動時間が増えればその分、やれることが増えて人生を謳歌《おうか》できそうな気がします。

そうすると、削るのはおのずと「眠り」となってしまいます。

経済損失15兆円

そもそも睡眠不足や睡眠負債を抱えることで、私たち日本人にどんな影響が出るのでしょうか。

日本の喫煙による経済損失は、年間2・5兆円。これは2015年に厚生労働省から公表されました。では、**睡眠不足・睡眠負債はというと、その6倍の15兆円にものぼるのです**！（注12）

国内総生産（GDP）に換算すると約3％の損失。週の平均睡眠時間を1時間延ばすことで、長期的には生産性を約5％上げられるという試算もあります（注13）。

この事実に気づいている日本人はどのくらいいるのでしょうか。

こんな研究もあります。17時間、覚醒しつづけていた場合、そのときのパフォーマンスは、血中アルコール濃度０・０５％（ほろ酔い期）のパフォーマンスと同程度まで低下するというのです（注14）。呼気1リットル中のアルコール量でいうと０・２５ｍｇ。飲酒運転取り締まり基準でいうと、免許取消に相当します。

具体的に考えてみましょう。朝６時に起きた人は、23時には酒気帯び運転と同じパフォーマンスしか発揮できないのです。しかし、実際にお酒を飲んで運転した場合は、アルコール検知器でしょっぴかれるものの、睡眠不足は飲酒検問をなんなく通過してしまうでしょう。

歩行者からしたら、たまったものではありません。他にも、その日の出来事や学んだことを長く記憶にとどめておくには、その日に睡眠をとることが必要なこともわかっています。

つまり、完全徹夜した翌日の睡眠では、時すでに遅しということです。かなり人生を損している気がするのは、私だけではないでしょう。

見違えるほど日常生活でのパフォーマンスが上がる

ここまで睡眠不足・睡眠負債が悪影響を及ぼすことが明らかであるにもかかわらず、当事者は問題意識があまりなく、本書の主人公のように、周囲の人から言われて、しぶしぶクリニックを受診する人がなんと多いことか。

睡眠負債を抱えていることは明白であることを伝えても、「会社の制度の問題だから仕方がない」と言い、「なんとか睡眠時間を変えずに日中の眠気を飛ばすことができないか」と訴えます。そもそも、睡眠不足大国日本ですので、ほとんどの日本人が、睡眠不足・睡眠負債から、望んでもいない恩恵を受けているわけです。

また、人生の大半を睡眠負債を抱えて生きてきたせいか、自分の能力は今が限界だと思っている人も必然的に増えます。

しかし、これまで私が関わってきた、睡眠不足症候群の方たちは、睡眠時間をしっかりと確保する、睡眠習慣を規則正しくする、それだけでも、見違えるほど日常生活でのパフォーマンスが上がるのを見てきました。

「こんなに頭がスッキリしているのは、大人になってからはじめてじゃないかな」

「残業時間を減らしたのに、むしろ、作業効率が上がっているので、不思議でしょうがないです」

「休日も午前中から起きられて、人生を有意義に過ごせてうれしいです」

こんな感想をおっしゃる方が多いことに正直、驚いたものです。

つまるところ、**睡眠不足・睡眠負債による深刻な問題は、判断力が鈍ること**ではないかと私は思っています。**ものごとや人生を長い目で見ることができなくなり、すぐに得られるメリットしか見えなくなってしまっている**のではないでしょうか。

感情的になっている人を駅のホームで見たり、ニュースで見たりするたびに、そのような思いが頭をよぎってしまいます。

「あなたの能力の限界はそんなものではない」

本書は、人生にとって、ほとんどプラスにならないような睡眠負債を、知らず知らずのうちに抱えながら働かざるを得ない人たちに向けて、「**あなたの能力の限界はそ**

んなものではない」ことを知ってほしい一心で書いたものです。

自分の本当の力を知らず、出しきれないままに生涯を終えるのはもったいなさすぎます。

主人公である種井りなは、これまで私が関わってきた睡眠負債を抱える方たちが共通してもっている特徴を合わせもった人物です。

主人公の置かれた状況、言動や振る舞い方、考え方があなたのそれと一致することもあれば、しないこともあるでしょう。

本書を一通り読んでいただいた方は、「こんなにスムーズによくならないのではないか？」と疑われるかもしれません。しかし、個人差はあるものの、私のところに来られた方は、概《おおむ》ねこのくらいの回数で変化が見られます。

つまり、**改善に取り組みさえすれば睡眠負債はすぐに解消し、効果が出る**のです。そう考えると、睡眠負債が続いてしまう最大の要因は、「取り組めないこと」とも言えるでしょう。

それはなぜか。睡眠負債を解消した先の世界、すなわち限界（だと思いこんでいる）ラインを超えた自分の姿を肌で感じていないからです。数日の取り組みでは、限界ラインを超えられません（それは、社会的時差ぼけです）。まずは、1週間、睡眠負債の解消に取り組んでいただき、その向こう側にある世界を体験してもらえるとうれしい限りです。

睡眠負債を抱えているが故に、能力を最大限に発揮できていない方たちのもとへ本書が届き、問題意識をもって睡眠中心の生活に変えていってもらえることを願っています。

最後に、なかなか筆が進まない私を気長に待っていただき、本書の出版にお力添えをいただいたさくら舎の古屋信吾さん、猪俣久子さんに心より感謝を申しあげます。

注11：Pioszczyk H et al.: Prolonged sleep under stone age conditions. *J Clin Sleep Med* 10:719-722, 2014

注12：https://www.rand.org/randeurope/research/projects/the-value-of-the-sleep-economy.html

注13：Gibson M, Shrader J: Time use and labor productivity: The returns to sleep. *The*

Review of Economics and Statistics 100:783-798, 2018

注14：Dawson D, Reid K: Fatigue, alcohol and performance impairment. *Nature* 388:235-237, 1997

著者略歴

東京家政大学人文学部心理カウンセリング学科准教授。一九七九年、東京都に生まれる。二〇〇三年、日本大学文理学部心理学科を卒業。二〇〇八年、北海道医療大学大学院心理科学研究科博士課程を修了、博士（臨床心理学）取得。睡眠総合ケアクリニック代々木主任心理士、早稲田大学人間科学学術院助教を経て、二〇一八年より現職。公認心理師、臨床心理士、専門行動療法士、産業カウンセラーとして睡眠障害や気分障害、不安症に苦しむ方々への支援をしながら、認知行動療法の効果を高めるための研究活動をおこなっている。

著書には『4週間でぐっすり眠れる本』（さくら舎）、『使う使える臨床心理学』（編共著・弘文堂）、『不眠の科学』（編共著・朝倉書店）などがある。

1時《じ》間《かん》多《おお》く眠《ねむ》る！ 睡眠負債解消法《すいみんふさいかいしょうほう》

——日中《にっちゅう》の眠気《ねむけ》は身体《からだ》のSOS、能力《のうりょく》を半減《はんげん》させている！

二〇二〇年 八 月一三日 第一刷発行
二〇二〇年一〇月 二 日 第二刷発行

著者 岡島《おかじま》 義《いさ》
発行者 古屋信吾
発行所 株式会社さくら舎 http://www.sakurasha.com
東京都千代田区富士見一-二-一一 〒一〇二-〇〇七一
電話 営業 〇三-五二一一-六五三三 FAX 〇三-五二一一-六四八一
編集 〇三-五二一一-六四八〇 振替 〇〇一九〇-八-四〇二〇六〇
装丁 アルビレオ
装画 江口修平
本文図版 朝日メディアインターナショナル株式会社
印刷・製本 中央精版印刷株式会社

ISBN978-4-86581-259-6

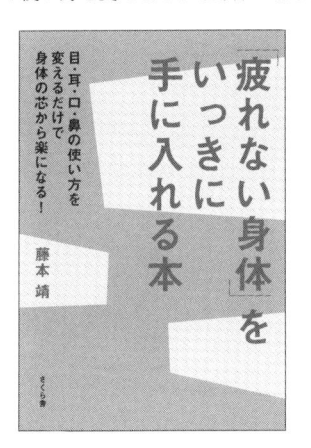

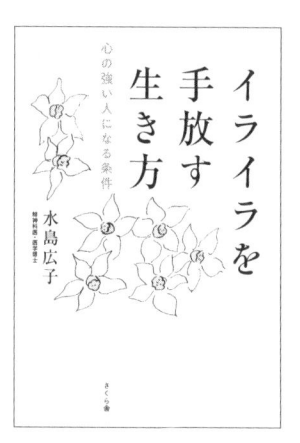

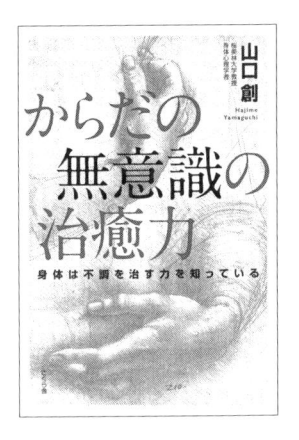

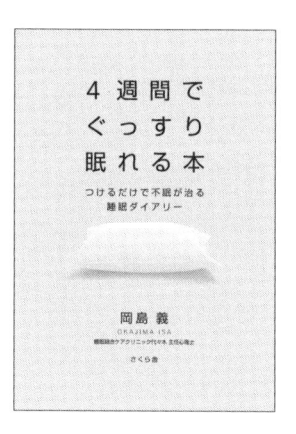